协和医生答疑丛书
荣获国家科技进步奖
中国科协繁荣科普创作资助计划资助创作
中国医学科学院健康科普中心推荐读本

糖尿病 300 个怎么办

（第 5 版）

向红丁　著

中国协和医科大学出版社

图书在版编目（CIP）数据

糖尿病 300 个怎么办 / 向红丁著 . —5 版 . —北京：中国协和医科大学出版社，2018.9

ISBN 978 − 7 − 5679 − 1090 − 4

Ⅰ.①糖… Ⅱ.①向… Ⅲ.①糖尿病—防治—问题解答 Ⅳ.①R587.1 −44

中国版本图书馆 CIP 数据核字（2018）第 114202 号

糖尿病 300 个怎么办（第 5 版）

著　　者： 向红丁
责任编辑： 孙阳鹏

出版发行： 中国协和医科大学出版社
（北京东单三条九号　邮编 100730　电话 65260431）
网　　址： www. pumcp. com
经　　销： 新华书店总店北京发行所
印　　刷： 北京朝阳印刷厂有限责任公司
开　　本： 710 × 1000　1/16 开
印　　张： 17.75
字　　数： 190 千字
版　　次： 2018 年 9 月第 5 版
印　　次： 2019 年 10 月第 4 次印刷
定　　价： 38.00 元

ISBN 978 − 7 − 5679 − 1090 − 4

　　"协和"是中国医学的金字招牌，也是许多中国百姓心中最高医学水平的象征。正是如此，全国各地近些年如雨后春笋般地出现许许多多的"协和医院"。但医学界知道，"协和"有北京、武汉、福建三个老牌医院；对于北方的大多数人而言，"协和"特指北京协和医院和北京协和医学院。

　　"北京协和"联系着黄家驷、林巧稚、张孝骞、吴英恺、邓家栋、吴阶平、方圻等一位位医学泰斗，也联系着一代代"新协和人"的劳动创造。这里有科学至上、临床求真、高峰视野、学养博深等闪光品格，也有勤学深思、刻苦务实、作风严谨、勇于创新等优秀精神。

　　"协和医生答疑丛书"是协和名医智慧和经验的总结，由北京协和医学院和北京协和医院众多专家参与编写，体现了这些专家对疾病的认识和对患者的关怀，更重要的是展示了他们多年甚至是一生临床诊疗的丰富经验。

　　"协和医生答疑丛书"因为其科学性、权威性和实用性，获得中国科普图书最高奖——国家科学技术进步奖二等奖。协和专家长期从事专业工作，写作语言并不十分通俗，也不够活泼，但这些在医学巅峰的医学专家写出了自己独特的经验和独到的见解，给读者尤其是患者提供了最科学最有效的建议。

　　几十年来，全国各地成千上万的患者为获得最好的治疗，辗转从基层医院到地市医院，再到省级医院，最后来到北京协和医院，形成"全国人民上协和"的独特景观。而协和专家也在不断总结全国各级医院的诊疗经验，掌握更多的信息，探索出更多的路径，使自己处于诊治疑难病的优势地位，所以"协和"又是卫生部指定的全国疑难病诊疗指导中心。

"协和医生答疑丛书"不是灵丹妙药，却能帮您正确认识身体和疾病，通过自己可以做到的手段，配合医生合理治疗，快速有效地康复。书中对疾病的认识和大量的经验总结，实为少见，尤为实用。

袁　钟

中国医学科学院健康科普研究中心主任

2010 年春

随着我国社会经济的迅速增长，人民生活水平的迅速提高，以及老年化社会的迅速形成，我国糖尿病患病率正急剧增高，糖尿病正在迅速成为危害人民健康、影响我国社会主义建设事业的一个重大疾病。糖尿病的威胁不仅在于它的发生率高，而且在于它能引起高血压、冠心病、脑血管意外、下肢坏死、肾脏功能衰竭、失明等慢性并发症，造成残疾甚至过早死亡，给病人及其家庭带来极大的痛苦，也给国家造成巨大的经济损失。目前糖尿病虽然还没有根治的办法，但是只要我们共同努力，就可以逐渐降低糖尿病的发病率，减少糖尿病及其并发症的发生和发展，把糖尿病给人类带来的损害降低到最低程度。

在糖尿病的防治工作中，必须贯彻"预防为主"的原则，防患于未然。首先，我们必须要大力开展糖尿病的宣传教育工作，要让有关糖尿病的知识得到最大限度的普及，尽量减少因为对糖尿病无知所付出的代价，把糖尿病防治的主动权交给广大人民群众。要让更多的人行动起来，告别热量摄入过多，运动量太少以及吸烟、酗酒等不良生活习惯，保持健康的体魄和充沛的精力，更好地生活，更好地工作。这是糖尿病防治人员与广大人民群众的共同心愿。

作者向红丁于 2017 年 9 月 4 日，因病医治无效，在北京溘然长逝，享年 73 岁。他生前是北京协和医院内分泌科教授，博士生导师，北京协和医院糖尿病中心主任，中华糖尿病协会会长，中国老年保健协会糖尿病专业委员会主任，中央文明办及国家卫生计生委首席健康教育专家。他多年从事糖尿病医疗、教育和科研工作，具有坚实的内分泌临床与实验室基础，充沛的糖尿病教育阅历与丰富的内分泌临床经验。根据自己进行糖尿病宣传教育的体会，他于1997年精心编写了这本科普读物，系统全面、深入浅出地介绍了糖尿病的基本知识、病因、病理、并发症、诊断、预防和治疗原则。20年来此书在全国各地畅销，受到广大读者的好评，并获得中国大学出版社协会优秀双效奖以及2006年国务院颁布的国家科学技术进步二等奖。本书已再版4次，此次再版为本书第5版。再版过程中，作者对全书进行较大的补充及更新，特别是糖尿病治疗部分，添加了大量新思维、新技术和新医药。再版后的《糖尿病300个怎么办》仍为六大部分，300个问题，其中糖尿病的预防和治疗部分占三分之二的篇幅，既适合糖尿病病人、糖尿病病人的家属以及社会上广大群众阅读，也可作为基层医务人员或全科医师在糖尿病预防和治疗工作中的参考。使用本书，最好是先通读全文，在此基础上再选择自己最关心的问题精读。书后附有食物营养成分表、临床化验正常值及糖尿病控制指标等附表，可供读者查阅。

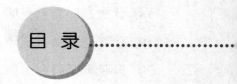

目 录

一、糖尿病的基本知识

二、糖尿病的病因、分型、特点、症状和危害

四、糖尿病的诊断

五、糖尿病的预防

六、糖尿病的治疗

（一）糖尿病治疗原则

（二）糖尿病病人的生活

（五）糖尿病的运动治疗

（六）糖尿病的口服药物治疗

（七）糖尿病的胰岛素治疗

（八） 糖尿病的病情监测

附　　录

一、糖尿病的基本知识

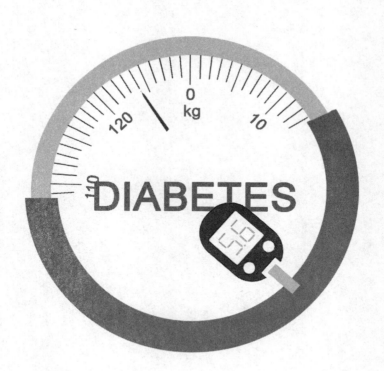

?

1. 人体的基本结构是什么？

组成人体结构的基本物质是碳水化合物、脂肪、蛋白质、矿物质和水，这些物质构成细胞，人体就是由细胞和细胞间质组成的。许多细胞集合在一起形成组织，各种组织结合起来又构成器官，若干结构和功能有关联的器官又共同组成一个系统，不同系统又组成一个统一的机体。人体系统包括消化、呼吸、循环、泌尿、生殖、运动、神经和内分泌等。各个系统都有其结构和功能上的特点，同时又相互联系，形成一个统一的整体。在人体各个系统中，起主导作用的是神经系统。机体接受来自体内及体外的各种刺激后，通过神经系统的调节，产生协调的反应，以维持人体与外界环境的相对平衡。内分泌系统也有着调节全身功能的作用，这个系统包括脑部中央的下丘脑、丘脑下方的脑垂体、颈部前面的甲状腺、甲状腺后方的甲状旁腺、胃下方胰腺内的胰岛、肾脏上方的肾上腺以及阴囊或盆腔中的性腺等，各种内分泌腺都是由许多组织或细胞组成，它们的分泌物就叫激素，如胰岛素。激素能通过血液的传送到达适当的部位发挥其特有的作用。内分泌系统受神经系统的调节，反过来内分泌系统分泌的激素又影响着神经系统的功能。

?

2. 食物的主要成分是什么？

食物的主要成分包括碳水化合物、脂肪、蛋白质、水、矿物质，还有维生素及微量元素等。可见，食物的主要成分与构成人体的基本物质相同，但体内有些维生素含量甚少，主要靠食物补充。碳水化合物又叫糖类，包括单糖、双糖和多糖。脂肪按其来源的不同可分为动物脂肪和植物脂肪。按其分子饱和的程度又可分为饱和脂肪酸、不饱和脂肪酸和多不饱和脂肪酸。蛋白质的种类也很多，是由多个氨基酸组成的。几乎各种食物中都包含一定量的水分。矿物质又称盐类，包括钾、钠、钙、铁、锌、磷等，以及一些含量很低但有重要作用的微量元素。不同食物中所含矿物质的成分和比例不同。食物中还含一定量的维生素，如维生素 A、维生素 B、维生素 C、维生素 D、维生素 E、维生素 K 等，不同食物中的维生素含量不一。

3. 什么是碳水化合物？

碳水化合物又叫糖类，是机体的主要组成成分之一，同时碳水化合物又是食物的主要成分，在粮食、食糖和水果中含量较高。碳水化合物经消化、吸收而成的葡萄糖是机体最理想的能量来源，全身细胞及组织都能利用。每克碳水化合物可提供 4 大卡热量，多余的碳水化合物可转化为脂肪或蛋白质加以储存。碳水化合物的种类很多，主要包括：①单糖：由一个分子组成，如葡萄糖、果糖和半乳糖等，能很容易地被人体所吸收。水果中的糖类主要是葡萄糖及果糖。②双糖：由两个单糖分子组成，如蔗糖（由一个葡萄糖和一个果糖分子组成）、麦芽糖（由两个葡萄糖分子组成）、乳糖（由一个葡萄糖和一个半乳糖分子组成）等。双糖在体内的消化和吸收也比较容易。③多糖：由多个葡萄糖分子组成，如糖原、淀粉、纤维素等。糖原是人体的主要组成成分，储存在肝脏和肌肉组织中的糖原是人体重要的储备能源。

4. 什么是脂肪?

脂肪包括甘油三酯、胆固醇和磷脂三大类。甘油三酯又称中性脂肪，平时所说的脂肪主要指这一类。中性脂肪是甘油及脂肪酸组成的化合物，在肥肉、猪油、牛油、奶油、植物油和各种果仁中含量较高。根据其来源的不同，脂肪又可分为动物脂肪和植物脂肪两种，前者主要由饱和脂肪酸组成，后者则含有大量的不饱和脂肪酸。脂肪是体内重要的供能物质，脂肪所含热量要比碳水化合物及蛋白质高出一倍以上，每克脂肪可提供 9 大卡热量。一些脂肪对脂溶性维生素的吸收有重要意义，摄入过少时，仅能溶解于脂肪中的维生素 A、维生素 D、维生素 E 等的吸收可能发生障碍。除此之外，体内的脂肪层还有保暖和防震作用，对人体有保护功能。胆固醇是一种小分子脂肪，不仅是机体的重要组成成分，也是人体合成一些激素（如皮质醇，它和药物中的氢化可的松同属一类）或维生素（如维生素 D）的前身物。磷脂是一类含磷的脂类，它们也是机体的重要组成成分，在体内代谢上还有重要的生理功能。可见，脂肪是食物的重要成分，也是人体的主要组成成分之一。脂肪在胃肠道被消化后，分解成甘油、脂肪酸和其他成分，它们在被吸收后，可用作重要能量代谢和物质代谢的来源，多余的甘油和脂肪酸再在体内合成脂肪加以储存。

❓ 5. 什么是蛋白质？

　　蛋白质由多个氨基酸组成，也是人体的主要组成成分及食物的重要成分之一。体内的肌肉、骨骼和内脏主要是由蛋白质组成的，在人体生命活动中发挥重要作用的各种酶也是蛋白质，而且蛋白质还是体内某些激素和免疫物质的重要组成成分。蛋白质也能为机体提供能量，与碳水化合物一样，每克分子蛋白质可提供 4 大卡热量。正因为蛋白质是体内最重要的组成成分之一，所以恩格斯才说，没有蛋白质就没有生命。根据来源的不同，蛋白质可分为动物蛋白和植物蛋白。含动物蛋白较多的食物有各种蛋类、肉类、鱼虾、乳类等，这类食物中所含的蛋白多为优质蛋白，因为它们较易被消化，而且含有较多的人体自身不能制造、只能由食物供应的所谓"必需氨基酸"。植物蛋白的化学结构与人体自身蛋白质相差较远。豆类、豆制品及果仁中均含大量植物蛋白，粮食、水果及蔬菜中也含有一定量的植物蛋白。食物中的蛋白质在胃肠道被分解为各种氨基酸，然后被机体吸收并生成所需的蛋白质。

❓ 6. 什么是膳食纤维？

　　纤维素是碳水化合物的一种，食物中的纤维素则被称为膳食纤维。按其是否能溶于水，可将膳食纤维分为可溶性及非溶性两种，可溶性膳食纤维包括水果中的果胶，以及海带或紫菜中所含的藻胶，魔芋中富含的葡萄糖甘露聚糖也是一种良好的膳食纤维。非溶性膳食纤维包括纤维素和木质素等，主要存在于谷类或豆类外皮和植物的茎、叶之中。因为膳食纤维难以被消化吸收，所以它们基本上不产热供能。膳食纤维可延缓糖类的吸收，有利于糖尿病病人餐后血糖的控制，并能降低血胆固醇水平，还能促进胃肠蠕动，有通便、防治便秘和预防结肠癌的功效。所以说膳食纤维是人体不可或缺的营养成分。

7. 水在人体中的作用如何？

水是人体赖以生存的基本要素，成人体重的60%、儿童体重的70%是由水组成的。有人估计，人的一生中大概要饮50吨以上的水。水分既是人体细胞外物质的重要组成部分，又是细胞内物质代谢的主要媒介，人体内的新陈代谢无一不是在水中进行的，没有水分也就没有生命。水在人体中的作用包括：①维持细胞形态；②调节血液和组织液的正常循环，溶解营养素，促进人体的新陈代谢，如吸收和运送营养物质及排泄体内废弃物质等；③维持血液的水、盐以及酸碱平衡；④通过排汗散发热量，调节体温；⑤润滑关节和眼睛，维持这些器官的正常功能等。

8. 维生素在人体中的作用如何？

维生素是一种小分子有机化合物，对于正常的生命活动，包括促进生长发育、维持生理功能、调节物质代谢有着必不可少的作用。按其溶解性的不同，维生素可分为水溶性和脂溶性两大类，水溶性者包括维生素B族和维生素C，脂溶性者包括维生素A、维生素D、维生素E和维生素K等种类。很多维生素在体内不能合成或者合成不足，必须从食物中摄取以满足身体的需要，所以维生素是重要的食物营养成分之一。有些维生素，如维生素D和维生素B，可在皮肤或者肠道内生成。如果维生素摄入不足，吸收障碍，或者身体对维生素的需要量增加，就可能造成维生素缺乏病，如维生素A不足可引起夜盲症，维生素B_1缺乏可引起脚癣、口角炎、贫血，维生素C缺乏可引起坏血病，维生素D缺乏可引起骨软化，维生素E缺乏可使习惯性流产及心、脑血管病变发生的可能性增加，维生素K缺乏可引起出血倾向等等。糖尿病病人对某些维生素的需要量增加，常须外源补充，所以糖尿病病人常须服用适量的维生素B、维生素C等。

9. 什么是矿物质和微量元素？

　　人体内的无机物种类很多，它们以无机盐的形式大量存在于体内。有些无机物含量较高，占体重的万分之一以上，如钾、钠、氯、钙、镁、磷等，所谓矿物质就是由这些元素组成的。矿物质在体内意义重大，其中钾、钠和氯对维持人体内的水、盐和酸碱平衡起重要的作用，钙、镁和磷则对维持骨骼的结构及功能，维持神经及肌肉的兴奋性，以及维持各种酶的活性起重要的作用。另一些无机物则占体重的万分之一以下，通常把它们称为微量元素，如铁、铜、锌、硒和碘等。微量元素含量虽少，但在体内作用重要，铁缺乏可引起贫血，铜缺乏可引起多种代谢障碍，锌缺乏可引起生长发育停滞，硒缺乏可引起老化和癌变率的增加，碘缺乏可引起儿童的呆小症及成人的地方性甲状腺肿等。所以，矿物质和微量元素对人体正常生理功能的维持有必不可少的作用。

10. 什么是血糖？

糖的种类有很多，但血糖只是指存在于血液中的葡萄糖。不在血液中的糖类当然不能称之为血糖，而血液中葡萄糖以外的糖类，也不能叫做血糖，它们只有在转化为葡萄糖后才能称之为血糖。例如，食物中的双糖和多糖必须分解成单糖才能被吸收，而血液中的果糖和半乳糖等别的单糖，也只有在转化为葡萄糖后才能被称为血糖。血糖是可以用化学方法测定的，现在最好的测定方法是葡萄糖氧化酶法和己糖基酶法。血糖的测定单位有毫克/分升（mg/dl）和毫摩尔/升（mmol/L）两种，因为葡萄糖的分子量是 180，所以将以毫摩尔/升为单位的血糖值乘以 18，就可得到相应的以毫克/分升为单位的血糖值。反之，以毫克/分升为单位的血糖值除以 18，也将可得到以毫摩尔/升为单位的血糖值。也就是说：毫摩尔/升 × 18 = 毫克/分升；毫克/分升 ÷ 18 = 毫摩尔/升。

11. 一天中血糖是怎样变化的？

一天中血糖不是一成不变的，一般规律为餐前血糖偏低，而餐后血糖偏高。但正常人的血糖，无论是空腹时还是饭后，都保持于一定的范围内，也就是说，变化的幅度不大。一般来说，凌晨三四点钟血糖处于最低点，但多不低于3.3毫摩尔/升（60毫克/分升）。以后由于体内肾上腺糖皮质激素水平的逐渐升高，血糖值也有所升高，正常人空腹应在3.3~6.1毫摩尔/升（60~110毫克/分升）的范围内。三餐后半个小时到一小时之间的血糖值往往最高，但一般在10.0毫摩尔/升（180毫克/分升）以下，最多也不超过11.1毫摩尔/升（200毫克/分升）。餐后2小时血糖又应降至7.8毫摩尔/升（140毫克/分升）以下。

12. 血糖是怎样调节的?

正常人血糖的产生和利用处于动态平衡的状态，维持在一个相对稳定的水平，这是由于血糖的来源和去路大致相同的结果。具体地说，血糖的来源包括：①食物消化、吸收；②肝内储存的糖原分解后进入血液；③从脂肪和蛋白质转化成葡萄糖：在人体内，糖类、脂肪和蛋白质之间可以互相转化，由脂肪和蛋白质转化为糖类的过程称为糖异生。血糖的去路包括：①氧化转变为能量；②转化为糖原储存于肝脏、肾脏和肌肉中；③转化为脂肪和蛋白质等其他营养成分加以储存。人体调节血糖的重要器官包括：①肝脏：通过储存和释放葡萄糖来调节血糖；②神经系统：通过对进食，对糖类的摄取、消化、利用和储存的影响来调节血糖，也能通过内分泌系统间接影响血糖；③内分泌系统：分泌多种激素调节血糖。肝脏、神经和内分泌系统共同合作，维持着血糖的稳定。

13. 人体内升高及降低血糖的激素有哪些?

升高血糖的激素又称对抗胰岛素的激素。人体内升高血糖的激素较多，至少有 4 种：①胰升糖素：是胰岛 A 细胞所分泌的；②肾上腺素：是位于肾脏上方的肾上腺内层（髓质）分泌的；③生长激素：是颅内的脑垂体分泌的；④肾上腺糖皮质激素：是肾上腺外层（皮质）分泌的。此外，由甲状腺分泌的甲状腺素也有一定的升高血糖的作用。人体内具有降糖作用的激素则很少，主要是胰岛素，其他如生长介素和 C-肽等激素的降糖作用都很弱。由此可见，人体中升高血糖的激素很多，而降低血糖的激素几乎只有胰岛素一种。所以，人类得糖尿病的机会要比得低血糖的机会多得多。

14. 什么是胰岛?

顾名思义，胰岛就是胰腺中的一些小岛，是指存在于胰腺中能分泌胰岛素等激素的一些特殊的细胞团。胰腺在胃的后面，其主要组成部分是分泌胰液等消化液的外分泌组织，胰岛则是胰腺内散在分布的细胞团，它们是胰腺的内分泌组织。正常人胰岛有 100 万～200 万个，每一个胰岛都包含至少 4 种细胞：A 细胞分泌胰升糖素，B 细胞分泌胰岛素，D 细胞分泌生长抑素，PP 细胞分泌胰多肽。各种细胞分泌不同的激素，这些激素互相调节，共同维持血糖的稳定。胰岛中 B 细胞含量最大，分泌激素的量也最大，所以说分泌胰岛素是胰岛最主要的功能。A 细胞分泌的胰升糖素能快速、直接地升高血糖，又能刺激胰岛素的分泌，对血糖的调节也有重要的作用。

15. 什么是胰岛素原？

胰岛素原是胰岛素的前身物。在胰岛素合成过程中，人体最早合成的是由 109 个氨基酸组成的前胰岛素原，后者很快脱去一个由 23 个氨基酸组成的前肽，生成由 86 个氨基酸组成的胰岛素原。胰岛素原还要进一步分解，脱去中间的 C-肽，剩下由两头的 A 链和 B 链组成的胰岛素。胰岛素原的分子和胰岛素显著不同，降糖活性也比胰岛素差得多，但有时在测定过程中难以与胰岛素区别开来。有人认为，2 型糖尿病（原来叫非胰岛素依赖型糖尿病）病人体内胰岛素原水平过高，还有从胰岛素原分解为胰岛素过程中的中间产物（裂解胰岛素原）也不少，真正的胰岛素倒不多。所以虽然测定起来显得胰岛素不低，其实中间有不小的部分是胰岛素原和裂解胰岛素原，实际上有降糖作用的真胰岛素并不充足。

16. 什么是胰岛素？

胰岛素是胰岛分泌的一种激素，由 51 个氨基酸组成，分子量大约为 6000 道尔顿，是人体内最主要的降糖激素。胰岛素与其靶细胞上的受体相结合，就能促进细胞外的葡萄糖进入这些细胞，变为糖原储存起来，同时胰岛素还能抑制糖原重新分解为葡萄糖，从而使血糖降低。此外，胰岛素还能促进蛋白质和脂肪的合成，防止蛋白质和脂肪向葡萄糖转化。所以，人们称胰岛素是一种"合成性"或者"建设性"激素。胰岛素分泌不足，不管是绝对缺乏还是相对不足，都会造成血糖升高，甚至引起糖尿病。

17. 什么是 C-肽？

前面说了，胰岛素是从胰岛素原分解而来的，每生成一个胰岛素分子，就同时放出一个分子的 C-肽，C-肽有一定的生物活性，有人认为它可能有调节胰岛素合成与分泌的作用，还能防治糖尿病并发症。C-肽的分泌有一定特点：首先，C-肽与胰岛素是等分子释放的，测定 C-肽的量就反映胰岛素分泌的水平，这是 C-肽的第一个特点。其次，C-肽分子比胰岛素稳定，在体内保存的时间比较长，这对测定胰岛功能来说较为有利。更重要的是 C-肽的分子与胰岛素相差甚远，打胰岛素的病人没法测自身产生的胰岛素水平，但是测定 C-肽就不受打胰岛素与否的影响。所以说 C-肽是反映自身胰岛素分泌能力的一个良好指标，对于鉴别糖尿病是 1 型糖尿病（原来叫胰岛素依赖型糖尿病）还是 2 型糖尿病有所帮助。

18. 什么是胰岛素受体？

各种激素都是通过与它们的受体相结合而发挥作用的，各种激素的受体都有其高度的亲和力和特异性。亲和力是指受体和某种激素相结合的能力，特异性是指此种受体只与这种激素结合，不与其他激素相结合。胰岛素受体能够而且仅与胰岛素相结合，也就是说，胰岛素受体就是胰岛素作用的靶子。胰岛素受体是一种糖和蛋白质结合的产物，位于胰岛素靶细胞，如肝细胞、肌肉细胞和脂肪细胞的膜上。胰岛素能与其受体结合，使这些细胞发生结构和功能上的改变，细胞外的葡萄糖、氨基酸等营养物质容易进入细胞，而且细胞内的酶等活性物质也被激活，从而调节了糖、脂肪、蛋白质、核糖核酸等重要物质的合成与代谢。胰岛素受体的数量与亲和力正常是胰岛素发挥降糖作用的先决条件，如果胰岛素受体数量减少，或其亲和力下降，都会引起血糖的升高。

19. 什么是胰岛素抗体？

胰岛素抗体与胰岛素受体仅一字之差，但却是完全不同的两种物质。抗体是人体在遇到异物时体内产生的一种化学物质，它生成的意义在于中和异物，减轻异物对人体的影响。胰岛素抗体主要指的是糖尿病病人在打了胰岛素后，对外来胰岛素中的杂质产生的抗体，因此所注射的胰岛素的结构与人自身的胰岛素差得越多，纯度越低，病人体内就越容易产生胰岛素抗体，而影响胰岛素制剂的功效。胰岛素抗体能与胰岛素结合，降低胰岛素降糖作用的强度，使病人不得不用更大量的胰岛素，胰岛素抗药性与胰岛素抗体的产生关系密切。除了对外来胰岛素外，人体在某些情况下也可能对自身的胰岛素产生抗体，我们把这种抗体称为胰岛素自身抗体。胰岛素自身抗体与 1 型糖尿病的发生有一定关系。

20. 肝脏和肾脏在血糖调节中的作用如何?

　　肝脏与肾脏在糖尿病的发生与发展过程中地位极为重要。首先,肝脏和肾脏都是糖类代谢的重要场所,特别是在肝脏内,有种类繁多的酶,又是胰岛素和许多激素发挥作用的地方,糖在这里被加工、利用,糖、脂肪和蛋白质的相互转化也在这里进行。其次,肝脏和肾脏又是糖类储存和释放的场所,人体内多余的糖分在这里形成肝糖原或者肾糖原加以储存,需要的时候又能转化为葡萄糖来补充血糖。当肝脏和肾脏储存的糖类不够时,它们还能利用脂肪或者蛋白质制造葡萄糖,以维持血糖的稳定。第三,肾脏又是多余的糖分排出体外的通道,血糖升高时,只要肾脏功能正常,就可以通过排尿将多余的糖分排出,使血糖不至于太高。所以说,血糖的稳定离不开肝、肾功能的正常。反之,糖尿病病人长期血糖控制不佳,也势必影响肝脏和肾脏的结构与功能。

21. 神经系统在血糖调节中的作用如何?

　　神经系统对血糖肯定有影响。大家知道,神经系统包括由脑和脊髓组成的中枢神经系统和由感觉神经、运动神经和自主神经组成的周围神经系统。中枢神经内有个地方叫下丘脑,它是人体内的摄食中枢和饱感中枢所在地,掌管着人体的饿感和饱感,调节人的摄食或者拒食要求,进而影响血糖的水平,所以说下丘脑可谓是调节血糖的一员大将。但是,下丘脑这员大将上方还有一帅,那就是大脑,大脑负责思维、情感等更加复杂的神经活动，所以大脑的功能状态也能影响血糖的水平。另外，自主神经中有功能相互对立的一对神经，分别叫做交感神经和迷走神经，前者能刺激对抗胰岛素的激素的分泌而升高血糖，而后者则能直接刺激胰岛素的分泌而降低血糖，两者相辅相成，共同调节着血糖的变化。

22. 人体内正常的酸碱度是怎样维持的？

人体内有许多液体，我们称之为体液。体液是有一定酸碱度的，如血液的酸碱度只有保持在 7.35~7.45 之间，人体才能维持正常的新陈代谢活动而得以生存。人体维持正常酸碱度的方法至少有以下 4 种：①体内有多种缓冲对，能中和酸碱；②酸类能进入细胞，以维持体液的酸碱度；③通过呼吸排出一定量的二氧化碳，来调节体液的酸碱度；④通过肾脏排出过多的酸类，以保证体液的酸碱度维持在一定水平。所以，正常人和控制较好的糖尿病病人体液的酸碱度应正常，当酸碱度发生变化时，体内就开动上面说的几套"机器"，使酸碱度回到正常范围。但是如果酸碱度的变化过分严重，身体已无力回天，体液就变成酸性或碱性的了，这时我们就说这个人发生了酸中毒或者是碱中毒了。

23. 什么是尿糖？

尿糖是指尿中的糖类，主要是指尿中的葡萄糖。正常人尿糖甚少，一般方法测不出来，所以正常人尿糖应该阴性，或者说尿中应该没有糖。在正常人，只有当血糖超过 160~180 毫克/分升时，糖才能较多地从尿中排出，形成尿糖。所以说，血糖的高低决定着尿糖的有无：血糖在 180～200 毫克/分升，尿糖应为 ±。血糖在 200～250 毫克/分升，尿糖应为 +。血糖在 250～300 毫克/分升，尿糖应为 ++。血糖在 300～350 毫克/分升，尿糖应为 +++。血糖高于 350 毫克/分升，尿糖应为 ++++。

❓ 24. 什么是"肾糖阈"？

"阈"这个字有两个意思：门槛和界限。具体地说，肾糖阈是指尿液中刚刚出现葡萄糖时的血糖的水平，也可以说是肾脏能够完全留住葡萄糖使之不致外流的最高血糖值。正常肾糖阈应不低于 8.9 毫摩尔/升（160 毫克/分升），也不高于 10.0 毫摩尔/升（180 毫克/分升）。也就是说肾糖阈正常者血糖达到 160～180 毫克/分升时，尿中开始出现葡萄糖。血糖低于 160 毫克/分升尿里就出现葡萄糖的情况叫做肾糖阈低减，如有三分之一的孕妇肾糖阈低减，故正常孕妇尿糖可能阳性，而血糖却不高。血糖高于 180 毫克/分升尿里还不出现葡萄糖的情况叫做肾糖阈升高，如有动脉硬化的老年人，他们可能血糖都高于 11.1 毫摩尔/升（200 毫克/分升）了尿糖还是阴性。肾糖阈低减或升高时，尿糖不能正确反映血糖值，此时不能根据尿糖来判断血糖水平。

❓ 25. 什么是酮体？

酮体包括乙酰乙酸、β 羟丁酸和丙酮三种成分，它们是脂肪在肝脏内分解的产物。在正常情况下，机体产生少量酮体，随着血液运送到心脏、肾脏和骨骼肌等组织，作为能量来源被利用，血中酮体浓度很低，一般不超过1.0毫克/分升，尿中也测不到酮体。所以正常人尿酮体应该是阴性。当体内胰岛素不足无法利用葡萄糖或者体内缺乏葡萄糖（饥饿性酮症），脂肪分解过多时，酮体浓度增高，一部分酮体可通过尿液排出体外，形成酮尿。酮体是酸性物质，在血液中积蓄过多时，可使血液变酸而引起酸中毒，此时就叫做酮症酸中毒了。

26. 什么是糖化血红蛋白？

顾名思义，糖化血红蛋白是血糖和血红蛋白结合的产物，因为糖化血红蛋白有以下几个特点，所以它在糖尿病的监测中有很大的意义：①与血糖值相平行：血糖越高，糖化血红蛋白就越高，所以能反映血糖控制水平；②生成缓慢：大家知道，血糖是不断波动的，每次抽血只反映当时的血糖水平，而糖化血红蛋白则是逐渐生成的，短暂的血糖升高不会引起糖化血红蛋白的升高，反过来，短暂的血糖降低也不会造成糖化血红蛋白的下降，吃饭也不影响其测定，可以在餐后进行测定；③一旦生成，就不再分解：糖化血红蛋白相当稳定，不易分解，所以它虽然不能反映短期内的血糖波动，却能更好地反映较长时间的血糖控制程度，糖化血红蛋白能反映采血前两个月之内的平均血糖水平；④糖化血红蛋白是指其在总血红蛋白中的比例，所以不怎么受血红蛋白水平的影响。近年来，糖化血红蛋白作为糖尿病诊断标准的建议也逐渐为人们所接受。这样，除血糖外，我们又多了一种诊断糖尿病的方法。

糖化血红蛋白英文代号是 HbA1，HbA1 又由 HbA1a、HbA1b 和 HbA1c 组成，其中 HbA1c 量最大，与血糖关系也最密切。正常人 HbA1 应该在 3.5%~7.0% 之间，HbA1c 的正常值应该在 3%~6% 之间。糖化血红蛋白可作为较长时间糖尿病控制水平的指标。除了糖化血红蛋白之外，还有糖化血清白蛋白或果糖胺，也能反映较长时间内的平均血糖水平。

二、糖尿病的病因、分型、特点、症状和危害

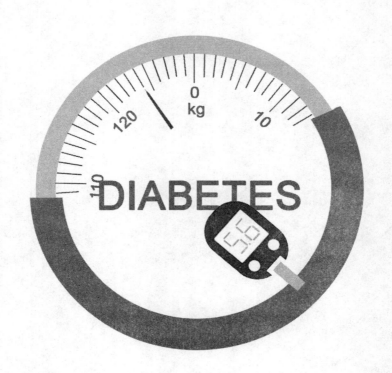

27. 什么是糖尿病？

糖尿病英文代号为 DM（diabetes mellitus），是甜性多尿的意思。中医称之为消渴，是消瘦烦渴之意。完整地讲，糖尿病是遗传因素和环境因素长期共同作用所导致的一种慢性、全身性、代谢性疾病，主要是由于体内胰岛素分泌不足或者对胰岛素的需求增多，引起血糖升高，尿糖出现，脂肪、蛋白质、矿物质代谢紊乱。病人可有多饮、多尿、多食以及体重和体力下降的表现。严重时发生水及酸碱代谢紊乱，引起糖尿病的急性并发症。如果糖尿病长期得不到良好控制，还能造成脑、心脏、神经、眼和肾脏等重要器官的并发症，甚至导致残疾或死亡。

28. 糖尿病是怎么得的？

糖尿病可分为两大类，一类原因不太清楚，我们称之为原发性糖尿病，后面说的 1 型糖尿病和 2 型糖尿病都属于原发性糖尿病。另一类糖尿病有其特殊的病因，如胰腺疾病造成胰岛素合成不了，分泌不出来，或者是由于其他内分泌的原因引起对抗胰岛素的激素分泌太多等，这就属于继发性糖尿病的范畴了。后面说的其他特殊类型糖尿病中很多都是继发性糖尿病。虽然原发性糖尿病的病因和发病机制至今尚未完全搞清楚，但是目前至少可以说，引起糖尿病的基本原因有两条：第一是遗传因素，也就是说糖尿病是有遗传性的，遗传的是容易得糖尿病的基因。比如 1 型糖尿病遗传的是胰岛容易遭受病毒侵害，并发生自身免疫性破坏的基因。对于 2 型糖尿病，一般认为此型为一种多基因的遗传，遗传的是容易发生肥胖、胰岛素抵抗和胰岛素分泌不足的基因。但是，如果光有遗传倾向这种先天的因素，还不至于得糖尿病，还需要有后天的因素，或者说环境的因素，这就是得糖尿病的第二个因素，对防治糖尿病来说也是更值得注意的因素。诱发糖尿病的环境因素包括热量摄取太多、活动量下降、肥胖、吸烟以及心理压力过大等等。遗传与环境这两条因素长期、共同作用，就使人得了糖尿病。

29. 世界各国糖尿病的发病情况如何？

随着社会的进步，人民生活水平的提高，预期寿命的延长以及糖尿病检测手段的发展，世界各国，包括发达国家和发展中国家，糖尿病的患病率都在升高，用于糖尿病防治工作的资金数额都在不断增加。发达国家糖尿病患病率已经高达 5% ~ 10% 。国外有人估计，到 2040 年全球每 10 个人中将有一位是糖尿病病人。值得注意的是，糖尿病患病率在发展中国家增加的速度特别快，甚至远远超过发达国家，尤其是在那些从穷变富的发展中国家，或者是富裕国家中的贫困民族。比如说世界上有两个地方以糖尿病患病率高而出名，一个是暴富起来的原贫困国家——瑙鲁，另一个是富裕国家里的穷人——美国皮玛部落的印第安人。这两个地方糖尿病患病率均超过 40% 。这些现象说明糖尿病不只是一个富贵病，在经济和生活水平发生剧变的地区，现实地存在着糖尿病暴发流行的危险。我们国家也是一个从穷到富的发展中国家，一定要采取必要的措施，避免随着经济发展而出现的糖尿病病人剧增的现象在我国重演。

30. 我国糖尿病病人有多少?

我国地域辽阔, 人口众多, 经济发展也还不均衡, 这给糖尿病的流行病调查工作带来一定困难。现有资料表明, 与其他从穷到富的发展中国家一样, 我国糖尿病病人的数量正在以惊人的速度急剧增多。20 世纪 70 年代末期, 我国 20 岁以上人群中糖尿病的患病率不足 1.0%, 90 年代中叶, 我国糖尿病患病率已经上升至 3.2% 左右。2013 年, 我国糖尿病患病率已达 11.6%, 病人总数已达 1.14 亿, 成为世界上糖尿病病人最多的国家。我国糖尿病病人总数还在以每年增加 550 万, 每天增加 1.5 万, 每小时增加 600, 每分钟增加 10 人的速度快速增加, 说我国糖尿病正处于暴发性流行, 一点儿都不夸张。糖尿病及其并发症不但给病人本人造成肉体和精神上的痛苦, 直接威胁着病人的健康和生命安全, 同时也造成国家人力和财力的巨大损失。每年直接和间接用于糖尿病的花费 2000 个亿, 糖尿病已经成为影响我国社会主义现代化建设的重大障碍之一。我国经济目前正处于从穷到富而迅速发展过程中, 如不注意搞好全民的糖尿病防治工作, 在不久的将来, 我国糖尿病病人总数将会更多。所以预防糖尿病的发生, 减轻糖尿病的危害, 是摆在我们面前的一个刻不容缓的问题。

31. 为什么现在糖尿病病人越来越多?

造成糖尿病, 特别是 2 型糖尿病病人数急剧增多的原因主要包括: ①中国人的遗传易感性较强: 流行病学调查结果表明, 在新加坡、马来西亚、毛里求斯、美国和加拿大以及我国香港，华人糖尿病患病率已经达到10%～15%，达到或者超过其他人种的水平。这说明中国人不是不容易得糖尿病，而只是由于过去比较贫困，不具备得糖尿病的营养条件而已。海外华人与我们中国人同宗同族，遗传特点一样，不过比我们早富几天而已，如不采取措施，他们的今天，可能就是我们的明天。②经济状况迅速改善：原来中国人比较贫困，多数人仅处于温饱状态，体形也比较瘦。随着我国经济水平迅速提高，多数人可以随意吃喝，这给糖尿病的产生提供了物质条件。③老年化倾向：据研究，随着年龄的增高，糖尿病患病率显著上升。1947年，中国人平均寿命仅为37岁，2015年中国人平均寿命翻番，达到76岁。目前，我国已进入老龄化社会，老年人多，糖尿病病人数增长，这也是可以想象的。④对糖尿病警惕性及糖尿病检测手段的提高，甚至凭一滴血就能查出血糖高不高，进而查出糖尿病。现在只有说想不到糖尿病，没有查不出糖尿病的，这也使糖尿病的发现率有所提高。⑤生活方式的不科学、不健康：现在我国人民生活水平正迅速提高，但自我保健意识和保健知识还相对匮乏，生活方式不科学、不健康者大有人在。首先是对糖尿病无知，为无知而付出代价；其次是大吃大喝、热量摄取过多；第三是体力活动太少，"上楼坐电梯，出门就打的，整天看电视，少动多休息"，从而引起肥胖；最后是生活节奏快，长期处于紧张、焦虑状态的情况比较普遍。改变不科学、不健康的生活方式，是我们预防糖尿病的主要着眼点。

32. 肥胖与糖尿病的关系如何？

有人说，肥胖对人而言，除了使骨质疏松发生的机会减少外，没有一点好处。确实，肥胖对人的害处很大。首先，胖人由于脂肪细胞变得肥大，脂肪细胞上的胰岛素受体数目是固定的，细胞体积越大，受体密度越低，结果对胰岛素的敏感性降低，血糖容易升高。为了保持血糖不至于升高，病人的胰岛就不得不拼命工作，多放出胰岛素，引起高胰岛素血症。久而久之，胰岛累垮了，功能衰竭了，血液中胰岛素水平降低，血糖就升高，甚至得了糖尿病。其次，肥胖者活动不便，体力活动量往往减少，这不但会造成体重进一步增加，而且活动少本身就会使糖代谢减慢，血糖水平升高。第三，肥胖者往往同时伴有高血压和血脂异常，血液黏稠度也增高。有人发现，高血压、血脂异常症和高血黏是发生糖尿病的独立危险因素，也就是说有这"三高"的人就容易增加一个高血糖，结果凑成一个"四高"，变成糖尿病病人。2002年，笔者参加当时的中国预防医学科学院（现在叫中国疾病预防控制中心）组织的中国居民营养与健康状况调查，发现中国当年超重者22%，肥胖者7%。国内外多项糖尿病流行病学调查也已证实，超重或者肥胖者得糖尿病的机会要比体重正常的人高数倍。所以，我们预防糖尿病必须从热量控制、加强锻炼和避免肥胖开始。

33. 糖尿病的发展可分为哪几个阶段？

无论是哪一种类型的糖尿病，都不是一步到位就得了的，总有个发展过程，1型糖尿病的发展过程往往很快，看起来像是突然发病的。实际上这类病人也有个潜伏期，先是胰岛受到病毒或者毒物的侵袭，而后因为发生自身免疫性的破坏，胰岛又受了"二茬罪"，结果几乎所有的胰岛都被破坏，不打胰岛素就难以维持生命，变成了1型糖尿病病人。2型糖尿病发生和发展就要经历一个较长的时间，这段时间一般为数年。2型糖尿病发展的最早阶段可称为糖尿病的"高危人群"阶段，这段时间如果不注意，血糖就会一定程度地升高，进入第二阶段，也就是血糖增高阶段（糖尿病前期）。血糖增高者要是还不提防，在不久的将来，就很有可能发展到最后阶段，变成糖尿病病人了。

34. 什么是糖尿病的"高危人群"？

指目前血糖完全正常，但得糖尿病的危险较大的人群。1型糖尿病的高危人群是指家族史阳性、具有某种遗传标志和免疫学标志的人群。如家里有人是1型或2型糖尿病，具有某种HLA类型或者胰岛细胞抗体、抗谷氨酸脱羧酶抗体阳性者，就比较容易罹患1型糖尿病。2型糖尿病高危人群包括有糖尿病家族史者，也就是父母、兄弟姐妹或其他亲属有糖尿病者，肥胖者，曾有过高血糖或尿糖阳性者，生过4千克以上巨大胎儿者。20世纪80年代末，有个叫瑞文的外国人提出一个名词，叫做X综合征，后来人们把X综合征改为代谢综合征，这个综合征至少包括高体重（超重或者肥胖）、高血糖、高血压、高血脂（血脂异常症）、高血黏稠度（血液流变学异常）、高脂肪肝发生率、高尿微量白蛋白、高尿酸和高胰岛素血症。一个人如果有这9个"高"中的3项以上，即使现在血糖不高，也很容易得糖尿病，因此有代谢综合征者也应该算作糖尿病高危人群。另外，还有人把吸烟者也列为糖尿病高危人群的范围，这就给吸烟又增加了一条罪状。高危人群如不进行饮食控制、体育锻炼和心理调节，得糖尿病的机会要比其他人多得多。所以说，高危人群应该是我们防止糖尿病和糖尿病前期的重点对象。

35. 什么是糖尿病前期？

又叫血糖增高阶段，指血糖已经升高，但还没有达到糖尿病诊断标准，血糖介于正常与糖尿病之间的一种状态，国际上通称糖调节受损（IGR）。主要包括3种情况：①空腹血糖受损：英文代号为 IFG，意思是指空腹血糖高于正常，但又不到糖尿病诊断标准者。他们的空腹血糖在 6.1~6.9 毫摩尔/升（110~125 毫克/分升）之间，当然餐后 2 小时血糖也必须不到糖尿病诊断标准。②餐后血糖受损：是指餐后半小时、1 小时血糖升高，和（或）餐后 2 小时血糖在正常和糖尿病诊断标准之间的状况。他们的餐后 2 小时血糖在 7.8~11.0 毫摩尔/升（140~199 毫克/分升）之间。③糖耐量受损：英文代号 IGT，原来被称为糖耐量低减。这些人在做糖耐量试验时，空腹和服糖后两小时都没达到糖尿病诊断指标，但后者在 7.8~11.0 毫摩尔/升（140~199 毫克/分升）之间。顺便说一下，糖耐量受损只能是糖耐量试验的结果，没做糖耐量，仅仅餐后 2 小时血糖介于 140~199 毫克/分升之间则不能诊为糖耐量受损。血糖增高者已不再是正常人，糖尿病的帽子就悬在他们的头顶之上，随时可能掉下来。但有人发现，此时如加以注意，多数人可以不进展为糖尿病，所以说这是不得糖尿病的最后关口。可以说，对处于血糖增高阶段人群的工作是我们预防糖尿病的重中之重。

36. 糖尿病分哪些类型?

按照 1999 年世界卫生组织（WHO）和国际糖尿病联盟（IDF）的规定，根据病因和临床表现的不同，糖尿病主要可分为 4 种类型：①1 型糖尿病：原来叫胰岛素依赖型糖尿病（英文代号 IDDM），多发生在儿童和青少年，但也可发生于各种年龄。病人起病比较急，体内胰岛素绝对不足，容易发生酮症酸中毒，必须用胰岛素治疗才能获得满意疗效，否则将危及生命。②2 型糖尿病：原来叫非胰岛素依赖型糖尿病（英文代号 NIDDM），多发生于成年人，起病比较缓和隐蔽，不容易发生酮症酸中毒，不一定用胰岛素治疗。此类病人占我国糖尿病病人总数的 90% 以上，目前糖尿病病人总数的急剧增加，主要是此型病人迅速增多的结果。③妊娠糖尿病：指妇女妊娠期间发生或者发现的糖尿病，生完孩子以后，往往还得重新分类定型。④其他类型糖尿病：除了 1 型糖尿病、2 型糖尿病和妊娠糖尿病以外的各种糖尿病，包括胰腺疾病造成的糖尿病、内分泌疾病引起的糖尿病、各种遗传疾病伴发的糖尿病以及药物导致的糖尿病等等。种类繁多，但患病人数则远不及 2 型糖尿病。

37. 引起 1 型糖尿病的主要原因是什么?

原发性糖尿病的病因至今还不十分明了。一般认为，它是遗传因素和环境因素长期共同作用的结果，遗传因素是内因，是疾病的基础；环境因素是外因，是疾病发生的条件，外因通过内因来起作用。对于 1 型糖尿病也是如此。①遗传因素：1 型糖尿病的遗传性与人白细胞抗原（HLA）相关，具有某些类型 HLA 者的胰岛容易受到病毒和毒物的损害，继而又容易发生胰岛 B 细胞自身免疫性破坏，最终导致 1 型糖尿病的发生；②环境因素：多种环境因素都可以成为糖尿病的诱因，对 1 型糖尿病来说，病毒感染和毒物破坏可能是主要原因。

38. 1 型糖尿病的特点是什么？

1 型糖尿病原来叫儿童期糖尿病或青年型糖尿病，说明此病好发于儿童或青少年期。所以说好发于儿童或青少年期是 1 型糖尿病的第一个特点。1996 年笔者参加了一项儿童 1 型糖尿病流行病学调查，发现目前我国儿童 1 型糖尿病的发病率为 0.57/10 万，也就是说，每年每 20 万个孩子中有 1 个要得 1 型糖尿病。这个比例要比西方白人儿童低得多，但我国人口基数很大，所以我国 1 型糖尿病病人总数可能在全世界首屈一指。另外，除了儿童之外，实际上 1 型糖尿病也可能发生在一生中各个年龄段，特别是更年期，因此现在已经不再使用儿童期或青年型糖尿病这种称呼了。另外，中国、朝鲜、日本等国家还有一种特殊的 1 型糖尿病，即成人晚发性自身免疫性糖尿病（英文代号叫 LADA），开始时貌似 2 型糖尿病，可以不打胰岛素，但 1 型糖尿病相关抗体阳性，几年之后原形毕露，非打胰岛素不可了。1 型糖尿病的第二个特点是发病一般比较急骤，口渴、喝得多、尿得多、吃得多以及乏力消瘦等症状十分明显，很多人一上来就是酮症酸中毒，可谓是来势汹汹。当然也有不少人发病不那么急，特别是成年1型糖尿病，有时是缓慢发展而来的，有人称之为成人缓慢进展的1型糖尿病。1型糖尿病的第三个特点是最终将无一例外地使用胰岛素治疗，至少在3年之内会变得不用胰岛素病情就难以控制，所以1型糖尿病原来又称为胰岛素依赖型糖尿病。

39. 什么是1型糖尿病的"蜜月期"？

1型糖尿病的自然过程中常有一段自发的缓解期，临床上习惯把这段缓解期称为1型糖尿病的"蜜月期"。那么这段蜜月期是怎么出现的呢？原来人的各种组织全有一定的自我修复功能，1型糖尿病的病人在早期胰岛受到破坏后也能进行修复，使部分胰岛再生，分泌胰岛素的功能也得到一定程度的恢复，结果病人病情得到一定程度的缓解，可以减少胰岛素的用量，甚至什么药都不用，血糖也能维持正常，我们把这一阶段称为1型糖尿病的"蜜月期"。这时病人和家属都很高兴，以为糖尿病已被治愈。但可惜好景不长，经过几个月（一般是6个月左右），病人的胰岛又因为自身免疫性的第二次破坏，再次遭到重创，这次损害就可能是永久性的了，结果他们的胰岛从此再不能分泌胰岛素了，迫使病人必须终身用胰岛素治疗。所以，为了防止1型糖尿病的发生，要把住两道关口：第一道是增强抵抗力，使病人的胰岛不受病毒或毒物等有害因素的损伤。第二是增强免疫力，使病人受到上述有害物质损伤的胰岛避免再次遭受自身免疫的破坏。有关这第二道防线的研究，现已成为防治1型糖尿病的热点课题之一了。有人认为，处于"蜜月期"的病人少量用胰岛素，对增强他们的免疫力，保护他们残存的胰岛十分有益。

40. 儿童糖尿病有哪些特点？

儿童容易得 1 型糖尿病，大多数 1 型糖尿病病人都是 20 岁以下的青少年或儿童。所以说儿童糖尿病的第一个特点就是 1 型糖尿病多见，病人一般来说血糖较高，病情波动较大，容易发生酮症酸中毒，常常需要终身用胰岛素治疗。当然儿童糖尿病并不等同于 1 型糖尿病，现已发现有些糖尿病儿童可以很长时间不用胰岛素，例如有一种常发生于 25 岁以前的被称为青年发病的成年型糖尿病（MODY），常有 3 代遗传史，这类病人就可用口服降糖药物，甚至单纯饮食治疗即可获得满意控制。另外，近年来我们在临床上常在少年儿童中见到典型的 2 型糖尿病，这类孩子肥胖显著，脖子黢黑，血糖倒不很高。儿童 2 型糖尿病已成为医学界关注的目标之一。第二个特点是儿童得了 1 型糖尿病，控制可能比较困难。这是因为他们的病情本来就容易波动，再加上孩子可能对病情难以了解，不能在饮食、运动和药物治疗上给予满意的合作。第三个特点是发病较早，病程较长，如果长期得不到满意控制的话，容易发生糖尿病并发症，特别是得眼睛和肾脏等微血管并发症的危险性往往比 2 型糖尿病更大，动脉硬化发生的机会也多，患儿的生长发育可能因此受到影响。所以对这类患儿必须给予更多的关心和帮助。

41. 引起 2 型糖尿病的主要原因是什么？

与 1 型糖尿病一样，2 型糖尿病也是遗传因素和环境因素长期共同作用的结果。2 型糖尿病的遗传倾向更明显，机制也更为复杂。对此有人提出了"节约基因"的假说，认为为了适应饥寒交迫的生活环境，在贫困国家以及富裕国家中的贫困民族居民的体内逐渐产生了一种"节约基因"，使人在能得到食品的时候，善于把热量积攒起来，以备荒年，结果在发生饥荒之时，有这种基因的人就容易得以存活。由于适者生存的道理，久而久之，贫困国家中能够存活下来的人多半都具有这种基因。在贫困时期，"节约基因"是一件好事，使个体得以生存，种族得以延续。但到了不愁温饱的时候，"节约基因"又由好事变成了坏事，使人体容易发胖，还没吃几天饱饭就产生高血压和血脂异常，也容易得糖尿病。也就是说在生活方式发生剧变之时，遗传基因的变化赶不上生活水平的变化，使得糖尿病暴发性流行，这就是糖尿病遗传因素的意思。导致 2 型糖尿病的环境因素主要包括肥胖、体力活动过少和应激，应激包括紧张、劳累、精神刺激、外伤、手术、分娩、其他重大疾病，以及使用升高血糖的激素等等，这些是发生 2 型糖尿病的诱因。由于上述诱因，病人的胰岛素分泌能力逐渐下降，身体对胰岛素的敏感性逐渐降低，最后使血糖升高，变成糖尿病病人。到目前为止，我们还无法控制人体的基因遗传因素，但可以对环境因素进行干预，以降低糖尿病的患病率。

42. 2 型糖尿病的特点是什么？

首先，2 型糖尿病好发于成年人，尤其以中老年人为多。多次糖尿病流行病学研究结果都表明，2 型糖尿病发病的年龄多在 40 ~ 60 岁，从 40 岁起，患病率逐渐增加，在老年期达到高峰。青年发病的 2 型糖尿病相对来说，还不是太多。2 型糖尿病的第二个特点是病情一般比较缓和、隐蔽，也就是说与 1 型糖尿病比，不那么来势汹汹，症状不明显，不见得每个病人都有喝得多、尿得多、吃得多的表现，多数人也没有显著的消瘦，当然体力和体重不同程度的下降还是比较常见的。第三个特点就是病人往往不需要靠胰岛素治疗来维持生命，也就是说他们不打胰岛素也不至于很快就发生酮症酸中毒而危及生命。所以 2 型糖尿病原来叫非胰岛素依赖型糖尿病。2 型糖尿病病人有时也需要使用胰岛素治疗，但多数是因为血糖控制不理想，或者是因为发生了急性并发症或者糖尿病的慢性并发症较重，而不像 1 型糖尿病病人那样是为了维持生命。

43. 老年糖尿病有哪些特点？

老年人糖尿病患病率高，这是老年糖尿病的第一个特点，多项研究发现，随着年龄的增长，糖尿病患病率逐渐增高，老年期达到最高峰。1996 年，笔者主持过一项全国糖尿病流行病学调查，发现 60 岁以上的老人糖尿病患病率超过 10%，是总患病率的 3 倍以上。其次，老年糖尿病病人患的多半是 2 型糖尿病，也就是说老年糖尿病病人多数不需要靠胰岛素来维持生命，他们注射胰岛素往往是为了更好地控制血糖，或者是为了避免或延缓糖尿病的急性及慢性并发症。第三，由于病人年事已高，全身脏器的功能都有所下降，所以病人容易发生一些特有的急性并发症，如乳酸性酸中毒和高血糖高渗状态等，心血管、脑血管以及下肢血管阻塞性病变的危险性也比较大。这些是在老年糖尿病的诊治过程中特别值得注意的。

44. 1型与2型糖尿病能不能互相转变?

这个问题是一个令人关注的问题，也是一个难以回答的问题。就目前的观点来看，1型与2型糖尿病不是同一类疾病，它们的病因和病理改变截然不同，之间不会互相转变。1型不会转变为2型，这个问题比较好理解和接受，确实没见过1型糖尿病病人自动转变为2型糖尿病的。但是2型糖尿病会不会转变为1型糖尿病呢? 如果不会的话，为什么许多2型糖尿病病人最后打胰岛素了呢? 实际上正如1型糖尿病不打胰岛素也是1型糖尿病一样，2型糖尿病即使打了胰岛素也还是2型糖尿病。这些病人打胰岛素是因为随着病程的延长，胰岛功能越来越差，血糖老是控制不好，或者因为并发症逐渐加重，为了保住眼睛和肾脏，不得不打胰岛素。但这些情况并不能说明病人的糖尿病已经从2型转变为1型了，他们不打胰岛素，只会造成血糖控制不佳，不至于引起糖尿病急性并发症而危及生命。

45. 什么是其他特殊类型的糖尿病?

1985年，世界卫生组织规定的第三类糖尿病被称为其他特殊类型的糖尿病，此类糖尿病包括除了1型、2型和妊娠糖尿病以外的全部糖尿病，种类很多，病人却不太多，只占糖尿病病人总数的1%左右。也有人称之为其他类型的糖尿病或者特殊类型的糖尿病。这类糖尿病包括下面所谈及的继发性糖尿病，如胰腺疾病、内分泌疾病和药物性糖尿病等等。另外，其他特殊类型的糖尿病还包括感染所致的糖尿病、不常见的免疫介导糖尿病以及其他与糖尿病相关的遗传综合征等等。

46. 哪些疾病可能继发糖尿病？

继发性糖尿病是指那些由于其他疾病而造成的糖尿病。引起继发性糖尿病的原因主要包括以下几种：①胰腺疾病：胰岛素是胰腺中胰岛分泌的，胰腺发炎或胰腺切除，当然会严重影响胰岛素的产生或分泌，进而造成糖尿病，比如急性或慢性胰腺炎、胰腺癌导致胰腺切除或者因其他疾病造成胰腺破坏等情况，原来所谓的"营养不良相关型糖尿病"也属于此类。②其他内分泌疾病：糖尿病是一种内分泌疾病，除了糖尿病外，还有不少内分泌疾病可能使人体胰岛素分泌受到影响，或者使人体对胰岛素的需求增加而导致糖尿病，比如说人脑内垂体长瘤子分泌太多的生长激素所造成的肢端肥大症，肾脏上方的肾上腺分泌过多的肾上腺皮质激素所引起的库欣综合征，或者分泌过多肾上腺素的嗜铬细胞瘤，或者胰岛长了胰升糖素瘤分泌过多的对抗胰岛素的胰升糖素，甚至甲状腺功能亢进，都可能给病人带来糖尿病。这些也是一大类继发性糖尿病。③药物性糖尿病：病人因吃一些可能影响血糖的药物而造成糖尿病。首先是肾上腺糖皮质激素，平常被人称为"激素"的可的松、泼尼松（强的松）、地塞米松，均可引起糖尿病发生，或者加重糖尿病的病情。另外，有些避孕药和利尿剂，也可能诱发糖尿病，所以在使用这些药物时，应当谨慎。

47. 妊娠与糖尿病的关系如何?

妊娠与糖尿病同时存在的情况有两种:第一种叫糖尿病妊娠, 也就是糖尿病病人怀孕了, 糖尿病在前, 妊娠在后;第二种叫妊娠糖尿病, 指妊娠期间发生或者发现的糖尿病, 妊娠在前, 糖尿病在后(或者虽然糖尿病在前, 但孕前未被发现)。糖尿病对妊娠的影响很大。首先, 女性糖尿病病人妊娠机会减少, 而流产的可能增加。有的妇女多次流产, 后来发现原来是糖尿病在作祟。其次, 妊娠糖尿病妇女血糖波动较大, 怀孕早期可因妊娠呕吐而发生低血糖症或者是空腹时出现酮症。随着妊娠的继续, 由于胎盘能分泌多种对抗胰岛素、升高血糖的激素, 使病人对胰岛素的需要量大大增加, 病人胰岛素的用量逐渐增多, 直至分娩前, 胰岛素用量达到高峰。分娩后, 由于胎盘的影响突然消失, 身体对胰岛素的需求急剧下降, 有的病人甚至可完全不打胰岛素而维持血糖正常。以后血糖又逐渐升高, 胰岛素的用量也逐渐增加至妊娠前的水平。第三, 妊娠并发症机会增多, 糖尿病病人羊水过多的发生率达 10%~30%, 比非糖尿病者高 20 倍。妊娠中毒的发生率也明显增多, 约为非糖尿病者的5 倍, 这都给糖尿病妇女的病情控制带来困难。妊娠给糖尿病带来的第四个变化, 是使病人肾糖阈下降, 血糖不高或不很高时尿糖即阳性, 所以糖尿病孕妇不能用尿糖来监测血糖的变化, 而只能用血糖测定来观察病情。

48. 糖尿病对胎儿有哪些影响?

糖尿病对胎儿的影响也很大，包括巨大儿和畸形发生率增加，以及新生儿低血糖和呼吸窘迫综合征多见等等。临床上通常把体重超过4千克的新生儿称为巨大儿，糖尿病妇女所产的新生儿中，巨大儿的发生率高达10%～40%，比非糖尿病者高3～4倍。巨大儿可明显增加糖尿病孕妇的负担，而且产伤、剖宫产、产程延长、产后出血、产后感染和新生儿低血糖的发生率也相应增加。其次，新生儿的畸形发生率也显著增高，为非糖尿病妇女的3～5倍，这些畸形包括脑积水、脊柱裂、无脑儿、心脏畸形、肾脏畸形、肛门闭锁等等，这些畸形的产生可能与妊娠中，特别是妊娠早期发生的高血糖及高血酮有关。由于糖尿病孕妇的胎儿受高血糖的刺激，体内常有高胰岛素血症，分娩后母体的血糖供应突然中断，而新生儿体内的高胰岛素水平依然存在，所以很容易造成新生儿低血糖。糖尿病妇女的新生儿虽然胖大，但其肺脏往往发育不全，所以出生后发生呼吸困难的机会大大增加。这些因素使糖尿病妇女的新生儿在围产期的死亡率明显增加。

49. 糖尿病是否遗传?

如前所述，糖尿病是有遗传性的，糖尿病病人的子女肯定比非糖尿病病人的子女容易得糖尿病。如果父母双亲都是糖尿病病人，那么子女得糖尿病的机会更大。1型和2型糖尿病均有遗传倾向，遗传对发病的影响略高于环境，占50%~60%。它们遗传的不是糖尿病本身，而是糖尿病的易感性，这些人比一般人容易得糖尿病。与1型糖尿病相比，2型糖尿病的遗传倾向更加明显。但这并不是说"龙生龙凤生凤，老鼠生儿会打洞"，糖尿病病人的子女就一定得糖尿病。研究表明，即使父母均为2型糖尿病病人，其子女的糖尿病患病率也不超过20.0%。往往有这种情况，糖尿病病人的子女对糖尿病了解比较多，对糖尿病的危害及糖尿病的预防知识比较了解，他们防患于未然，平时就比较注意饮食起居，反而不得糖尿病。即使血糖有了轻度增高，他们也会积极采取措施，使病情不但不发展，而且能缓解。反过来说，没有糖尿病家族史的人往往对糖尿病的知识了解较少，而且也不注意有关糖尿病方面的自我保护，结果反倒成了家庭中第一个得糖尿病的人，从此这个家庭的其他成员也算是有糖尿病家族史的人了。这也是好事可以变为坏事，坏事也可以变为好事的例子之一。所以说，糖尿病是有遗传倾向的，但又是可以预防的。

50. 糖尿病的代谢紊乱有哪些?

糖尿病是一种全身性代谢性疾病，控制不好时，体内各种营养物质均可发生代谢紊乱：①糖代谢紊乱：病人血糖升高，可达数百甚至数千毫克/分升，尿糖阳性。②脂肪代谢紊乱：病人血脂，尤其是血甘油三酯（中性脂肪）水平升高，而对身体有保护作用的高密度脂蛋白却过低，结果导致高血压、动脉硬化、冠心病、脑血管意外的发生率明显增加。急性脂肪代谢紊乱可造成脂肪大量分解，产生过多的酮体，最终导致酮症酸中毒。③蛋白质代谢紊乱：病人蛋白质合成障碍，分解旺盛，造成体重和体力的下降。④水、盐以及酸碱代谢紊乱：当糖尿病急剧恶化，病人还可有明显的脱水、失盐，以及不同程度的酸中毒，严重时可危及生命。

51. 什么是代谢综合征？

代谢综合征具有以下特点：第一，多种代谢紊乱集于一身，包括肥胖、高血糖、高血压、血脂异常、高血黏、高尿酸、高脂肪肝发生率、高尿白蛋白和高胰岛素血症，这些代谢紊乱是心、脑血管病变以及糖尿病的病理基础。可见糖尿病不是一个孤立的病，而是代谢综合征的组成部分之一。第二，有共同的病理基础，目前多认为它们的共同原因就是肥胖所造成的胰岛素抵抗和高胰岛素血症。第三，可造成多种现代疾病，如高血压、糖尿病、冠心病、脑卒中、甚至某些癌症，包括与性激素有关的乳腺癌、子宫内膜癌、前列腺癌，以及消化系统的胰腺癌、肝胆癌、结肠癌等等，几乎涵盖了现代疾病的全部。第四，有共同的预防及治疗措施，防治住一种代谢紊乱，也就有利于其他代谢紊乱的防治。

52. 糖尿病有哪些症状？

糖尿病的症状主要是糖、脂肪、蛋白质、水、盐、酸碱代谢紊乱及血管、神经并发症所造成的结果，表现为：①多尿：是血糖升高，身体努力通过尿液排除糖分的结果。②多饮：是因为排尿多，身体需要补充丢失的水分的结果。③多食：身体不能很好地利用糖分，能量缺乏的结果。④体力和体重下降：这是能量不足，脂肪及蛋白质消耗的结果。⑤皮肤瘙痒：高血糖刺激神经末梢所致，由于尿中有糖，加上泌尿系感染机会增多，外阴部瘙痒更加明显。病人容易发生疖、痈等皮肤感染。⑥视力下降：高血糖及眼科并发症所致。⑦其他：如手足麻木、心慌气短、腹泻便秘、尿潴留和阳痿等糖尿病慢性并发症的表现。①～④条习惯上被称为"三多一少"。

53. 糖尿病病人为什么会多尿、多饮？

笔者把多尿多饮放在"三多"之首，是因为多尿多饮在"三多"中更为常见，约有2/3的糖尿病病人有多尿多饮。这里把多尿放在前面，多饮放在后面也是有所考虑的，这是因为多尿与多饮有一个因果关系，多尿是多饮的原因，多饮是多尿的结果。也就是说糖尿病病人不是"喝得太多，不得不尿"，而是"尿得太多，不得不喝"。糖尿病病人血糖升高，而高血糖对人体损害很大，人体为了保护自己，不得不多排尿以便通过尿液排出糖分，致使尿量明显增多。人如果尿得太多，体内损失了大量的水分，就会感到口渴难忍。多尿多饮的临床表现为，口唇干燥，舌头发黏，有时还发苦、发麻。每天饮水量超过一个5磅暖瓶，白天、夜间尿次和尿量都多，特别是夜间尿多。有的人喝了很多水，肚子都胀了，仍感到口渴。也有的人口干，但并不想喝水，中医管这种情况叫"渴不欲饮"，认为是体内湿热郁积所致，虚热则口干，湿滞则不欲饮。

这里说约有 2/3 的糖尿病病人有此多尿多饮症状，也就是说，还有 1/3 的病人没有多尿多饮或者多尿多饮的症状不太明显。

54. 糖尿病病人为什么会多食?

约有一半的糖尿病病人有多食症状，表现为饭量比以前增大，或者明显多于同年龄、同性别、同劳动强度者，但仍有饥饿感。有的病人说，得病以后老是饥饿，没到吃饭时就饥饿难忍，即使吃得肚子发胀也还是感到不饱。一般来说成年人随着年龄的增大，人的食量会逐渐减少，性别、年龄和活动量相近者饭量也应该差不多。如果一个人突然或者逐渐食量增加，却反而体力不支，体重下降，就要高度考虑发生糖尿病的可能性。糖尿病病人多食的原因主要是糖类利用得不好。病人虽然吃得多，但是由于体内缺乏胰岛素的帮助，吃进去的东西利用不好，身体各个部位，特别是专门负责饥饿及饱感的神经中枢——下丘脑得不到足够的营养，所以感到饥饿，进而造成多食。另外在病程早期，胰岛素分泌还没有衰竭，体内胰岛素水平不但不低，还可能过多，这也是造成饥饿多食的原因之一。

55. 糖尿病病人为什么会疲乏无力、体重下降?

要是说不是所有的病人都有"三多"的话，那么几乎全部病人都有"一少"，这"一少"不见得都是消瘦，而是体力和体重的下降。差不多所有的病人在发病初期都感到疲乏无力，特别是腿没劲儿，下班回来或者是外出稍事活动就觉得全身困乏，恨不得赶快上床躺一会儿才行。最怕上楼梯，爬楼则腿软。同时如果病人比较仔细地测量体重的话，就会发现虽然整个看起来不见得瘦，但是体重确实比最重的时候下降了。也有些糖尿病病人一开始就出现明显的消瘦。造成"一少"的主要原因包括：①糖利用得不好，身体得不到足够的能源；②因为身体不能很好地利用糖分，所以只得动用肌肉和脂肪，造成肌肉消耗、脂肪减少；③有时因为多尿造成矿物质，特别是钾的丢失，而血钾低也可以造成疲乏无力；④糖尿病的自主神经病变，使支配肌肉的神经功能障碍等等。在糖尿病及其并发症得到良好控制后，"一少"的症状会明显减轻。

56. 糖尿病病人为什么会发生餐前饥饿难忍的症状?

有的糖尿病病人说，他们的最早症状不是"三多一少"，而是餐前饥饿难忍。确实如此，不少病人都曾有过这种体验，不过有的人比较小心仔细，从这种蛛丝马迹中发现了糖尿病，而多数人则不当回事，没去检查罢了。造成餐前饥饿感的主要原因是胰岛素分泌迟缓，与血糖的高低不同步。正常人血胰岛素的升降与血糖几乎同步，血糖上去了胰岛素分泌马上增多，使血糖回到正常范围；血糖下降了，胰岛素的分泌也立即下降，以免造成低血糖。在糖尿病的早期，或者在"高危人群"或糖尿病前期阶段时，胰岛素分泌的量倒没有明显减少，但开始变得迟缓而与血糖水平不一致。餐后血糖增高，胰岛素分泌不出来，致使血糖升得过高；下顿餐前血糖下来了，胰岛素分泌反而达到高峰，这样就造成了低血糖，引起餐前饥饿难忍，特别是午餐与晚餐前容易发作。以后随着病情的进展，胰岛素分泌越来越少，这种餐前低血糖就不再发生了，这不是病情的好转，而是病情的进展。当然，有些吃口服降糖药或打胰岛素的病人因为饮食、运动和用药没搭配好，也可能造成餐前低血糖。

57. 糖尿病病人为什么容易生疖长疮？

糖尿病病人在控制不佳之时，容易发生皮肤感染，生疖长疮，长了一个疖子就不容易好，往往得化脓。平时皮肤受伤后，也不容易收口，收口后受伤部位就会留下一片色素，特别是小腿前面，老是一块一块的黑斑。严重时可发生痈，是指许多疖疮融在一起，形成一个又深又大的脓包，非得切开排脓不成。痈好发于身体背面受压之处，如果长在颈部后方，就叫做"砍头疮"。糖尿病病人容易生疖长疮可能与下面几个因素有关：①代谢紊乱，全身一般情况不佳，抵抗力较差；②血糖升高，给细菌的生长提供了很好的培养基；③皮肤有血管和神经病变，供血不良，感觉不灵，自我保护功能较差，皮肤复原能力不强。所以糖尿病病人必须好好控制血糖，保护皮肤。有了皮肤损伤，也不可掉以轻心，要妥善处理，积极治疗，以便防微杜渐。

58. 糖尿病病人为什么会视力下降？

糖尿病病人发生视力下降的可能性很大，不少人是因看不清东西，去看眼科，再因眼底出血从眼科转到内分泌科来的。这时往往已经部分或者完全丧失了治疗的机会，这是一件十分令人遗憾的事情。糖尿病病人视力下降的原因很多，常见的原因包括：①血糖波动：有的糖尿病病人说，自己可根据视物模糊与否来判断血糖的升降，视力不好时血糖肯定高，这是有一定道理的。血糖波动可通过晶状体外渗透压的变化来影响晶状体的调节能力，血糖从好变坏或者从坏变好，都会影响视力，使病人感到眼花或者近视。老感到看东西容易发生视疲劳，眼镜也变得不合适。待血糖稳定后这种症状又可消失。②白内障：老年人容易得老年性白内障，糖尿病病人可能发生糖尿病性白内障，那么老年糖尿病病人得白内障的机会当然就会明显增多，白内障像块白布似的挡在眼前，导致视物模糊。③视网膜病变：包括眼底出血、视网膜脱落，会十分严重地影响视力，甚至造成失明。④其他眼部疾病：当然，有时糖尿病病人的视力下降与糖尿病本身无关，是眼睛本身疾病造成的。

59. 有哪些表现的人应该去医院检查是否得了糖尿病？

诊断糖尿病并不困难，困难的是想到得糖尿病的可能，去医院做必要的检查，以确诊或者排除糖尿病。有些症状可能成为检查出糖尿病的线索，应引起足够的注意：①有糖尿病家族史者：如其父母、兄弟姐妹、子女或其他亲属（配偶不在其内）中有糖尿病病人；②肥胖者，特别是原先肥胖，近来体重和体力下降者；③有"三多一少"症状者；④视力减退，特别是双目视力减退者；⑤皮肤瘙痒，容易生疖长疮以及皮肤损伤后难以愈合者；⑥嗜好烟酒者：有人认为有烟酒等不良嗜好者发生糖尿病的机会也会增加，所以有上述嗜好者也应提高对糖尿病的警惕。其中，吸烟对糖尿病的发生肯定有影响。笔者曾研究发现，一个人吸烟开始时间越早，每天吸烟量越多，吸烟的历史越长，就越容易得糖尿病。每年例行的体格检查是对自己身体状况的定期监测，平时应积极参加健康检查，不要老是说自己"没事儿，身体棒着呢，不用查"。体检的结果如有疑问，应立即去医院检查。

60. 为什么有些糖尿病病人没有症状？

必须注意的是，不是所有的糖尿病病人都有明显的症状，也就是说没有糖尿病症状的人不见得就肯定不是糖尿病病人。造成这种情况的主要原因如下：①血糖高到一定水平才出现糖尿病症状：有人发现，只有在血糖水平高于15.0毫摩尔/升（270毫克/分升）一段时间的情况下，临床上才出现明显的"三多一少"等糖尿病症状，可是诊断糖尿病的血糖标准要远低于此值。②对高血糖的反应不敏感：有的人，特别是老年人可能对高血糖不那么敏感，血糖已很高，临床上还没有什么感觉。如有些人肾糖阈升高，虽已是糖尿病病人，但因尿糖不多，却没有什么感觉。③缺乏糖尿病知识：有些人对糖尿病一无所知，虽然已有"三多一少"的症状却没有认识，还认为是"能吃能喝身体好"，"有钱难买老来瘦"。这些情况很容易造成漏诊，以至贻误病情。国外有人研究发现，糖尿病病人患病到诊断之间，有7~10年的时间间隔，换句话说，糖尿病病人在其得到明确诊断之前，可能已不知不觉地受了糖尿病多年之害，这种情况特别容易发生在2型糖尿病病人身上，尤其值得警惕。

61. 糖尿病有哪些危害？

　　糖尿病对人类健康有极大的危害，而且这种危害往往是在不知不觉中发生的，病人如果平时不注意必要的检查和正确的治疗，一旦发生了糖尿病的急性并发症，或者不可逆转的糖尿病慢性并发症，那就后悔晚矣。每年都有不少糖尿病病人因对糖尿病无知，而付出沉重的代价。糖尿病的危害主要表现在以下几个方面：①糖尿病本身症状给病人带来精神和肉体上的痛苦：病人全身不适，被迫控制饮食和锻炼身体，还得吃药打针，这种状况绵延无期，其中的痛苦是非糖尿病者难以体会的；②糖尿病急性并发症，可能直接危及病人的生命；③糖尿病的慢性并发症，包括大血管、微血管及神经并发症，可能使人们的健康水平和劳动能力大大下降，甚至造成残疾或过早死亡，生活质量显著下降；④控制不佳的糖尿病儿童的生长发育可能受到严重影响；⑤用于糖尿病治疗的费用可能给病人本人、家庭、工作单位以及国家带来沉重的经济负担。比如美国2007年直接和间接用于糖尿病防治工作的费用已达1800亿美元。据估计，我国每年糖尿病耗费不少于2000亿人民币。所以，尽早地发现糖尿病，正确有效地治疗糖尿病，尽量减少糖尿病及其并发症带来的危害，是每一个糖尿病病人以及从事糖尿病防治工作的医务人员应尽的义务和职责。

三、糖尿病并发症

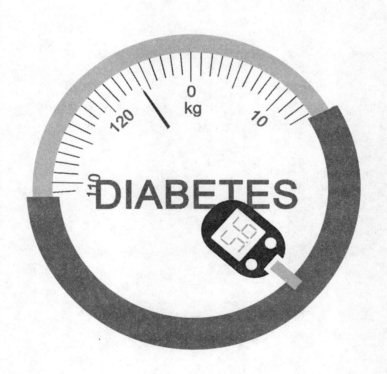

（一）糖尿病急性并发症

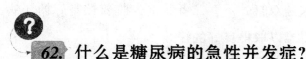

62. 什么是糖尿病的急性并发症？

根据发病的缓急以及病理上的差异，糖尿病的并发症可分为急性和慢性两大类。急性并发症包括急性感染、糖尿病酮症酸中毒、高血糖高渗状态、乳酸性酸中毒和糖尿病治疗过程中出现的低血糖症等等，主要是由于血糖过高或过低以及其他代谢失调造成的。1921 年胰岛素问世以前，大多数 1 型糖尿病病人死于糖尿病的急性并发症。随着胰岛素的临床应用，糖尿病急性并发症的预后已大大改观，只要病人不随意停用胰岛素或减少胰岛素的剂量，发生急性并发症后能及时到医院看病，治疗及时、正确，绝大多数病人的急性并发症都能治愈，死于急性感染和酮症酸中毒的病人已明显减少。但高血糖高渗状态和重度乳酸性酸中毒的致死率仍居高不下。

63. 糖尿病与感染的关系如何？

糖尿病病人对感染的抵抗力比一般人低，容易发生感染，而且得了感染后恢复也比较困难。高血糖是细菌和真菌生长的良好环境，糖尿病控制不良时，体内免疫功能可受抑制，体内的健康卫士——白细胞的战斗力大打折扣。糖尿病合并微血管病变和神经病变时，局部血液循环不好，也使受到影响的组织的抵抗力下降，易受感染。反之，感染亦可加重糖尿病的代谢紊乱，使血糖控制恶化，甚至诱发糖尿病酮症酸中毒等急性并发症。因此，糖尿病与感染之间是相互影响、互为因果的。所以，糖尿病合并感染的治疗必须是双管齐下，二者兼治，既要控制好糖尿病，又要有效控制感染，否则将难以取得良好的疗效。

64. 糖尿病病人容易发生哪些感染？

糖尿病合并感染大致可分为以下几个方面：①呼吸道感染：糖尿病病人容易得急性或慢性支气管炎、肺炎、肺气肿、肺结核等。其中，肺结核的发生率比非糖尿病者高2~4倍，糖尿病与肺结核二者都是消耗性疾病，对身体健康的影响很大，因此在治疗中二者必须兼顾，既要有效地控制糖尿病，又要尽快地控制好肺结核。每年对糖尿病病人进行1~2次胸部X线检查，有助于早期防治呼吸系统疾病。②泌尿系感染：也很常见，发生率仅次于呼吸道感染，女性与老年人尤为多见。常见症状有尿频、尿痛、尿急、发热、全身不适等。尿常规检查可发现白细胞增多，尿培养有细菌生长等。有时病人明明是有泌尿系感染，却完全没有症状，这种情况值得警惕。③皮肤感染：可发生各种化脓性感染，如毛囊炎、疖、痈、蜂窝织炎等，需及时使用抗生素，必要时给予外科治疗。真菌也是糖尿病病人皮肤感染的常见致病菌，表现为足癣、手癣、妇女外阴部白色念珠菌感染等。因此，糖尿病病人应保持皮肤清洁，避免损伤，而且应及时治疗任何轻微皮损。④下肢坏疽：糖尿病病人下肢多有神经病变和血管病变，足部容易受损导致感染，而且感染易于扩散，难以愈合，甚至造成下肢坏死。故应注意避免因趾甲修剪过短、足部受伤以及穿鞋不合脚而致的感染。⑤其他：糖尿病病人还容易发生牙周感染和牙龈发炎。病人手术后感染的危险性高，糖尿病病人发生败血症的机会也比一般人高。

65. 什么是糖尿病酮症和酮症酸中毒？

糖尿病病人，尤其是 1 型糖尿病病人，体内胰岛素不足，使血糖升高，身体却无法利用它作为能量来源，此时体内脂肪分解过度，酮体产生过多，既不能被有效利用，又难以完全排出体外，因此在血液中大量积蓄，造成血酮水平升高。当酮体只是轻度增加时，身体通过调节，使血液酸碱度保持在正常范围，我们称之为单纯性酮症。若酮体进一步增多，导致血液变酸，出现了代谢性酸中毒，我们就称它为糖尿病酮症酸中毒了。得了酮症酸中毒后，病人原有的糖尿病症状常明显加重，表现为显著的口渴、多饮、多尿、头昏、食欲缺乏，脱水严重者皮肤黏膜干燥、弹性差，血压下降、呼吸深快，气息中有烂苹果味。进一步发展，病人可发生嗜睡、神志不清，甚至昏迷，如不及时抢救，可导致死亡。部分病人，特别是儿童可因为有胃肠道症状，如恶心、呕吐、腹痛拒按，易被误诊为胃肠炎或急腹症。

66. 如何预防糖尿病酮症酸中毒？

引起酮症及酮症酸中毒的因素主要包括：① 1 型糖尿病初发时可以

酮症酸中毒的方式发病；②停用或少用胰岛素；③其他应激：如合并急性感染、创伤、急性心肌梗死、脑卒中等情况。糖尿病酮症酸中毒也可发生于2型糖尿病。对于糖尿病酮症酸中毒来说，应该是防重于治的。知道了引起糖尿病酮症酸中毒的诱因，预防糖尿病酮症酸中毒的方法也就一目了然了，这些方法包括：①合理的饮食、运动习惯，特别值得注意的是糖尿病病人食欲不振，应当作为一个比较严重的问题来处理，合理进食、进水、用药，避免糖尿病酮症酸中毒的发生和发展。②坚持正确的药物治疗原则，切记不要误听夸大其词的广告，误信徒有虚名的偏方，而错误地终止正规的治疗。值得提醒的是，有些1型糖尿病病人误信某种方法能根治糖尿病而停用胰岛素，结果发生了酮症酸中毒，这种教训必须记取。③有了糖尿病酮症酸中毒的诱因要及时处理，把糖尿病酮症控制在尽可能轻的程度，以免酿成糖尿病酮症酸中毒。

67. 如何诊治糖尿病酮症酸中毒？

糖尿病酮症酸中毒的诊断并不困难，常规的血、尿化验即能为我们提供充足的诊断依据。有上面所说症状的糖尿病病人应警惕糖尿病酮症酸中毒的可能，而及时去医院诊治。出现酮症酸中毒时化验检查可发现尿糖强阳性，大多为+++上下，尿酮体也为阳性到强阳性，血糖显著增高，通常高于16.7毫摩尔/升（300毫克/分升），血碳酸氢钠水平下降，动脉血气分析显示血液呈酸性，pH低于7.35。糖尿病酮症酸中毒的治疗原则包括去除诱发因素（如感染等），补充生理盐水，小剂量静脉滴注胰岛素，补钾等。酸中毒严重者应适当补充碱性药物，这些治疗方法一般应由有经验的医师掌握。如果病人已非常可能发生酮症或酮症酸中毒了，但一时来不及到医院看病，则应立即采用一些简易的方法处理，如给病人多饮水，包括饮淡盐水（1000 毫升水加 9 克食盐），每 2 ~ 3 小时深部肌内注射短效胰岛素 10 ~ 20 单位等，并设法及时送至医院处理。糖尿病酮症酸中毒有反复发作的倾向，故在酮症或酮症酸中毒纠正以后，病人应对其诱因保持警惕，坚持正确的治疗方式，发生感染时及早有效治疗，并及时调整胰岛素等降糖药物的剂量，以防糖尿病酮症酸中毒的再次发生。

68. 什么是高血糖高渗状态?

高血糖高渗状态是一种好发于老年人的后果危重的糖尿病急性并发症。一般发病年龄在 60 岁以上，有一半人原来不知道有糖尿病。与糖尿病酮症酸中毒不同的是病人得病时酮症和酸中毒一般不重，但血糖和血浆渗透压很高，病人很容易发生昏迷，一旦发病，死亡率也远比糖尿病酮症酸中毒为高，特别值得警惕。引起高血糖高渗状态的诱因包括：①有糖尿病而毫无察觉，没有采取正规的治疗，甚至因诊断为脑血管意外而误用高糖输液，致使血糖显著升高；②应激：有感染、心绞痛或心肌梗死、脑血管意外、外科手术等急性情况；③渴感减退：病人因年老，渴感中枢不敏感，身体明明已严重缺水，口中却不渴，进而造成进水太少血液浓缩等等。患病时的主要表现为糖尿病"三多一少"的症状加重，皮肤干燥脱水严重，精神萎靡不振，昏睡以至昏迷，常伴有抽搐、偏瘫、失语等中枢神经功能障碍的表现，很容易被误诊为脑血管意外而误治。

化验检查可以发现病人尿中糖高而酮体不太高，血糖高得惊人，常在33.3毫摩尔/升（600毫克/分升）以上，笔者所见最高的一例血糖竟达到155.6毫摩尔/升（2800毫克/分升）。主要诊断依据是血浆渗透压升高，正常应在300毫摩尔/升以下，本病病人的血浆渗透压都在350毫摩尔/升以上，或者血浆有效渗透压高于320毫摩尔/升。根据上述检查，就可明确做出诊断。

69. 如何预防高血糖高渗状态？

和任何一种糖尿病急症一样，高血糖高渗状态的预防极为重要，因为一旦发病，即对病人的生命构成极大的威胁，即使侥幸过关，也给病人本人及其家庭造成身体和经济上的重大损失。想要预防高血糖高渗状态，首先就要及时发现和正确治疗糖尿病。要提高对糖尿病的警惕性，经常进行自我监测，一旦发现糖尿病的存在，就要积极正确的治疗。其次是平时注意合理安排生活起居，要吃喝合理，注意体育锻炼和休息，不要过度劳累。特别要注意多饮水，一定不要限制饮水，以免造成脱水和血液浓缩。第三是老年人有了小病，比如说感冒、泌尿系感染以及小的外伤等等，要及时治疗，不要因小失大，养虎遗患，导致高血糖高渗状态而酿成大祸。

70. 如何治疗高血糖高渗状态？

高血糖高渗状态是一种十分严重的糖尿病急性并发症，一旦发生，必须立即送医院抢救。因为病人脱水明显，而且脱水是造成一系列症状的主要原因，补足水分才能使血液中的废物和糖分自尿中迅速排出，才能维持病人的血压和心脏功能，所以治疗中补充水分十分重要。如果病人还未昏迷，可大量给病人饮用温开水（不宜饮用糖水或者盐水），并及时送医院。在医生的治疗中，补充液体也是非常重要的环节，能不能尽快补足水分，而又不引起脑水肿、肺水肿和心力衰竭，是治疗成功与否的关键。在这一方面，有很大学问，必须由医生来处理。使用胰岛素降低血糖，对高血糖高渗状态的治疗也是至关重要的。另外，必须注意治疗引起本病的诱因，也就是说治病要治本，要标本兼顾，才能使病人尽快得以恢复，而且不至于再次进入高血糖高渗状态。

71. 什么是乳酸性酸中毒？

乳酸性酸中毒是一种血液中乳酸堆积而引起病人酸中毒的疾病。乳酸是一种有机酸类，主要是糖类在体内代谢过程中产生的，在缺氧的条件下乳酸的生成量增加所致。正常时身体产生的乳酸量不大，这少量的乳酸对身体无害，还能在肝脏作为能量的来源而被利用再合成葡萄糖，多余的乳酸则经过肾脏排出体外，所以正常情况下血液中乳酸的浓度不高，不超过 2 毫摩尔/升。引起体内乳酸含量增加的主要原因包括：第一是乳酸生成过多，比如由于心、肺功能障碍或者血管阻塞造成氧气供应不足，在缺氧的条件下，乳酸的生成就会明显增加。尤其值得注意的是过量服用苯乙双胍（降糖灵），也能促使乳酸大量生成。第二就是乳酸的去路不畅，比如肝脏功能有障碍，不能将乳酸迅速转化，或者肾脏功能不全，不能将多余的乳酸完全排出体外，就会造成乳酸在体内的堆积。乳酸是一种强有机酸，含量过高，就会造成乳酸性酸中毒，严重者将危及生命。乳酸性酸中毒的临床表现很不特异，就像是一般的酸中毒，如果对它的警惕性不高，很难发现。病人可能感到疲乏无力、腹痛、恶心呕吐、呼吸深快、意识障碍，重者出现昏迷。

72. 如何防治乳酸性酸中毒？

对于乳酸性酸中毒的处理首要的一条还是预防为主，防患于未然，特别提醒大家注意的是过量苯乙双胍（降糖灵）可能在心、肺、肝、肾功能不全的老年人体内诱发乳酸性酸中毒，所以老年人应慎用或者不用苯乙双胍（降糖灵）。如果乳酸性酸中毒已经发生，就要及时发现，有效治疗。轻度乳酸性酸中毒可以大量饮水，以利于乳酸的排出，同时服用适量的碳酸氢钠等碱性药物。中等程度以上的乳酸性酸中毒病人，一定要去医院诊断处理，治疗手段包括输液、抗酸及补钾等，用胰岛素治疗对乳酸的消除也有帮助。显而易见的是乳酸性酸中毒病人的抗酸治疗不能使用乳酸钠，否则将使血液中乳酸更多，这对病人来说，无异于雪上加霜。

73. 什么是糖尿病的低血糖昏迷？

前面已经提到，正常人的血糖通过肝脏、神经和内分泌系统的调节，维持在一个相当狭窄的范围内，不论空腹还是餐后血糖，其低限一般不应低于 3.3 毫摩尔/升（60 毫克/分升），当血糖值低于 2.8 毫摩尔/升（50 毫克/分升）时，病人就会出现低血糖反应，如饥饿心慌、大汗淋漓、疲乏无力、面色苍白等。如果血糖更低，或者持续低血糖的时间更长，病人就会出现精神和意识的障碍，如找不到地方，认不得人，甚至胡言乱语，像是精神病发作一样。再重者就会发生昏睡，甚至昏迷而危及生命。引起低血糖症的原因很多，如胰岛素瘤分泌大量的胰岛素，恶性肿瘤消耗大量糖分，或肝脏疾病使体内糖的储备不足，都可能成为低血糖症的诱因。但对于糖尿病病人来说，低血糖症主要是没有掌握好饮食、运动和药物治疗这三条原则，如进食量不够，该加餐的时候没加餐，运动量过大，或者药物使用不合理，运动量增加时没有及时调整饮食和药物等等。糖尿病病人对低血糖的耐受性较差，所以当糖尿病病人的血糖等于或者低于 3.9 毫摩尔/升（70 毫克/分升），即应视为低血糖症。值得提醒的是有些药物效力强劲，如格列本脲（优降糖）或者含有优降糖的消渴丸，降糖作用比较强，从降糖的角度来说这是它们的长处，但滥用这些药物则是目前造成低血糖的主要原因之一，应予以避免。

74. 如何防治糖尿病的低血糖昏迷？

和任何一种糖尿病的急性并发症一样，低血糖症也应该防重于治，最好是不要发生，否则会给病人的健康以至生命安全造成威胁，而且可能引起反跳性的高血糖，导致病情波动。得了低血糖要及时发现，立即治疗。糖尿病病人终身都需要控制饮食，唯独此时不用控制，而应该及时食用任何能使病人迅速脱离低血糖状态的食品，甚至是糖果、白糖以至葡萄糖。严重者,特别是已经或者即将发生低血糖昏迷者应立即送医院抢救。平时病人最好随身带上两样东西,以利于低血糖的救治,一样是病人卡,卡上说明本人是糖尿病病人,并注明病人的姓名、年龄、住址、病名、平时使用的药物和就诊的医院等等。另一样东西就是食品,如糖果或葡萄糖片,告诉发现自己犯病的人,自己目前很可能是低血糖或低血糖昏迷,请赶快将食品或糖果放在自己口中,并及时与医院联系。这些措施对处理糖尿病病人的低血糖症是十分重要的。

75. 什么是苏木杰反应?

所谓苏木杰反应,就是指低血糖后的反跳性高血糖。大家知道,低血糖会在很短的时间内就给人体带来严重危害,所以人体内的升糖机制是十分强大的,以免低血糖症的发生。一旦发生了低血糖,肝脏立刻加紧工作,放出所储存的糖分,并将其他物质转化为糖以补充糖分的不足。神经和内分泌系统也积极活动,使肾上腺素、胰升糖素、肾上腺糖皮质激素和生长激素分泌增多,以刺激血糖的恢复。与此同时,胰岛素等降糖激素分泌减少,糖分变为糖原或者转化为其他物质加以储存的量也显著减少。这些变化就使病人血糖迅速升高,脱离低血糖状态。遗憾的是糖尿病病人的血糖调节机制不那么有效,很容易矫枉过正,所以这种低血糖后的反跳性高血糖往往难以控制,结果事情又走到另一个极端,从低血糖变成了高血糖。所以苏木杰反应往往会造成血糖的波动,对糖尿病病人是十分不利的,必须避免。避免苏木杰反应的唯一有效的办法就是合理安排饮食、运动和药物治疗,使病人不发生低血糖症。

76. **什么是糖尿病的黎明现象？如何避免？**

黎明现象是指糖尿病病人黎明时分出现的高血糖症。这类病人白天时血糖控制还算满意，就是每天早晨血糖很高。仔细地测定血糖可以发现，病人前半夜血糖还不太高，大概从清晨 4 时许血糖逐渐升高，到早晨查血糖时，血糖已经相当高了，这就是所谓的黎明现象。引起空腹高血糖现象的主要原因可能有两种，其一是晚间药劲不够，或者用药时间过早，结果药物的效力达不到早晨，致使清晨起血糖逐渐升高。另一种情况实际上不应叫做黎明现象，而是苏木杰反应，也就是说病人在睡眠中曾发生过低血糖症，这种低血糖症是在不知不觉中发生的，所以我们观察到的现象仅仅是早晨出现的高血糖。这两种情况的病因和处理截然不同，所以必须加以鉴别，前一种情况可能需要加大药量，或推迟晚间用药的时间；后者则需要减少用药，以避免睡眠中发生低血糖症。夜间系列的血糖监测或者 24 小时血糖监测是鉴别这两种情况的主要方法。

（二） 糖尿病慢性并发症

77. **糖尿病病人容易得哪些慢性并发症？**

慢性并发症与急性并发症不同，发生和进展较为缓慢，但发展到一定阶段，就难以逆转。也就是说，糖尿病慢性并发症不会一下就得上，得上后也别指望一下就治好。糖尿病病人容易得的慢性并发症有 3 种，第一种是大血管并发症，指高血压、脑血管、心血管和其他大血管，特别是下肢血管的病变。第二种是微血管并发症，主要包括肾脏病变和眼底病变。其实人的全身都有微血管，一般认为，大血管病变及神经病变的基础也还是大血管和神经上的微血管病变。但因肾脏病变我们容易查出，眼底病变我们能够直接看见，所以通常临床上所说的微血管并发症主要是指肾脏和眼底病变。第三种则是神经病变，包括负责感官的感觉神经，支配身体活动的运动神经，以及司理内脏、血管和内分泌功能的自主神经病变等等。预防和治疗糖尿病各种并发症的原则基本相同，笔者把这个原则比喻为两句话，那就是"驾好五驾车，实现五达标"。也就是说，通过糖尿病教育和心理治疗、饮食治疗、运动治疗、药物治疗以及糖尿病监测等综合治疗，使糖尿病病人的体重、血糖、血压、血脂、血黏控制到满意范围，以避免或延缓糖尿病慢性并发症的发生或发展。这个问题下面还要展开来说明。

78. 什么是糖尿病性脑血管病变？

脑血管病不是糖尿病所特有的，但是糖尿病，特别是控制不良的糖尿病是引起脑血管病变的重要原因之一，糖尿病病人的脑血管病变比非糖尿病者高3倍，笔者2001年主持的全国糖尿病慢性并发症调查显示我国住院糖尿病病人脑血管病变患病率为12.2%，脑血管病变造成糖尿病病人残疾和死亡的问题在我国比在西方国家更为严重。糖尿病病人由于高血压的存在，脑血管的硬化，血管内壁的损伤，红细胞变形能力的下降以及血液黏稠度的增加，血管阻塞性的脑血管病（脑血栓或脑梗死）

的发生率明显增加，而脑血管破裂（脑出血）造成的脑出血则比非糖尿病病人高不了多少。有人发现糖尿病性脑卒中病人 88% 为脑血栓形成或腔隙性脑梗死等阻塞性脑血管病变。还有人发现，约 43% 的急性脑卒中病人的血糖升高，说明二者关系密切。糖尿病性脑血管病变和非糖尿病者在临床表现上很相似，包括头痛、头晕、肢体麻木、严重者可发生偏瘫、残疾，甚至威胁生命。

79. 如何防治糖尿病性脑血管病变？

糖尿病性脑血管病变的防治和非糖尿病者基本相同，但态度应该更积极，措施应该更得力。糖尿病性脑血管病的治疗包括以下几个方面：①及早发现并有效控制糖尿病，以延缓糖尿病性脑血管病的发生和发展。②有效降低血压，调整血脂，血压高和血脂不正常是糖尿病性脑血管病重要的诱因之一，必须认真对待。③服用血管活性药物和溶栓药物，降低血液黏稠度。如长期服用小剂量阿司匹林可使脑卒中的发生率下降30%，芦丁和双嘧达莫（潘生丁）等老药也还有一定作用，有些活血化瘀中药对预防脑卒中也有良好的效果。④一旦发生脑卒中的临床表现时，应立即采取溶栓、扩容等急症处理措施，以尽量减轻脑卒中带来的危害。⑤部分病人可试用血管支架或血管扩张手术，以改善脑的血液供应。

80. 什么是糖尿病性心脏病变？

糖尿病与心血管病关系极为密切，心血管病是糖尿病病人第一位致死原因。为此，国内外专家已达成共识："糖尿病与心血管是等危症"，"糖尿病即冠心病"。糖尿病性心脏病包括心脏和大血管上的微血管病变、心脏自主神经病变、心肌病变和冠心病，尤以冠心病为多见。糖尿病性冠心病和非糖尿病者十分相似，但也有其临床特点，主要是以下3条：①发病率高而且发病时间早，糖尿病性冠心病比非糖尿病者高2～4倍，笔者2001年主持的全国糖尿病慢性并发症调查显示我国住院糖尿病病人心血管病变患病率为15.9%，45岁以下糖尿病病人死于心脏病变的比率较非糖尿病者高10～20倍；②女性的保护作用消失，在非糖尿病者中，绝经期前女性冠心病发生率明显低于男性，但在糖尿病病人中这种性别差异消失，男女都一样了，心脏病变的发生率在女性糖尿病病人较非糖尿病者要高4倍，男性则要高2倍，平均3倍；③不典型症状常见，由于心脏神经功能障碍，糖尿病性心脏病变的临床表现可能很不典型，如1/3以上的糖尿病性心脏病病人发生心肌梗死时不痛，其他表现包括心动过速、心律不齐、直立性低血压、难以纠正的心力衰竭或休克，甚至造成猝死。

81. 如何防治糖尿病性心脏病变?

造成糖尿病心血管病变的诱因与糖尿病脑血管病变相似，所以糖尿病性心脏病也应以预防为主，其治疗原则和一般冠心病一样，还是"驾好五驾车，实现五达标"，包括严格控制好肥胖、糖尿病、高血压、血脂异常症和高血黏稠度，长期服用适当的维生素、抗氧化剂、血管活性药物、抗栓药物。心功能不全或心律不齐则应去心内科求治。同非糖尿病性脑血管病一样，某些糖尿病性心脏病导致心绞痛反复发作，内科治疗无效者，可采用经皮血管成形、血管支架或者冠状动脉旁路移植术等手术治疗。为了及早发现糖尿病性心脏病变，定期做心电图检查是十分必要的。

82. 什么是糖尿病脚？

又称糖尿病足，是糖尿病下肢血管病变的结果。糖尿病病人因糖尿病脚而造成截肢者，要比非糖尿病者高 5～10 倍，糖尿病脚是引起糖尿病病人肢体残疾的主要原因。典型的糖尿病脚是指糖尿病病人因血管病变造成供血不足、因神经病变造成感觉缺失并伴有感染的脚。实际上类似的病理改变也可以发生在上肢、面部和躯干上，不过糖尿病脚发生率明显高于其他部位而已。糖尿病脚的主要症状是下肢麻木、疼痛及皮肤溃疡，从轻到重可表现为间歇跛行、下肢休息痛和足部坏疽。病变早期体检可发现下肢供血不足的表现，如抬高下肢时足部皮肤苍白，下肢下垂时又呈紫红色，足部发凉，足背动脉搏动减弱以至消失。所谓间歇跛行就是病人有时走着走着路突然下肢疼痛难忍，以至不得不一瘸一拐地走路，或者干脆就不能行走，这是下肢缺血的早期表现。休息痛则是下肢血管病变进一步发展的结果，不仅行走时下肢供血不足引起疼痛，而且休息时下肢也因缺血而疼痛，严重时可使病人彻夜难眠。病情再进一步发展，下肢特别是脚上可出现坏疽（烂脚），创口久久不愈，甚至皮开肉裂，脚趾逐个脱落，让人惨不忍睹。按坏疽部位局部表现的不同，坏疽可分为湿性、干性和混合性三种。坏疽严重者不得不接受截肢而导致残疾。

83. 如何防治糖尿病脚？

糖尿病脚的治疗也应以预防为主，最好是不得，得了以后要早治，不要认为"不疼不痒，没事儿"而贻误了病情，最后造成不得不截肢。防治手段包括：①严格控制好糖尿病，也包括高血糖、高血压、血脂异常症和高血黏稠度的控制。可长期使用血管活性药物及肠溶阿司匹林、复方丹参片等降低血液黏稠度的药物。②注意足部卫生：要保护足部的干净与干燥，经常以温水泡脚，但又要注意避免足部烫伤，可用植物油按摩。穿松口浅色的袜子，避免穿过紧、不合脚的鞋，注意清除鞋子内的异物，以免磨破皮肤。注意修剪趾甲，不要过短过秃。对鸡眼和任何微小的足部损伤或感染都应给予积极的处理，以免形成溃疡或坏疽。③改善下肢循环：注意足部保暖和戒烟，以保证下肢血液供应充足。这里再强调一下，吸烟能使血管进一步收缩，是造成下肢坏死的重要原因，所以为了您的脚，千万要戒烟。"要烟不要脚"的做法不可取。④糖尿病脚的处理：一旦糖尿病脚的诊断成立，就必须立即积极予以处理，避免病情扩大发展，引起残疾或死亡。治疗措施包括服用肠溶阿司匹林、活血通脉药物，抗生素控制感染，足部换药及外科处理等。血管搭桥术可有效地改善下肢循环。如果下肢坏疽严重，进行保守治疗无效者则应行截肢术。

84. 什么是糖尿病肾病？

糖尿病肾病是糖尿病最严重的微血管并发症之一。国外资料表明，糖尿病肾病造成肾功能衰竭者比非糖尿病者高 17 倍，笔者 2001 年主持的全国糖尿病慢性并发症调查显示我国住院糖尿病病人肾病患病率为 33.6%，糖尿病肾病是引起糖尿病病人，特别是 1 型糖尿病病人死亡的主要原因之一。肾脏最基本的功能结构是肾单位，每个人总计共有 100 万个肾单位。肾单位是由肾小球囊、肾小球和肾小管组成，肾小球之间是系膜区。糖尿病肾病最主要的病理改变是肾小球硬化、肾小动脉玻璃样变、基底膜增厚、肾小球间的系膜区扩增。临床上常将糖尿病肾病从轻到重分为 5 期，第一期主要是代偿性的肾脏功能亢进，肾脏还没有什么病理改变，有的病人肾脏体积有所增加。第二期肾脏发生了组织学上的改变，但此时化验检查还没有什么阳性发现，也就是说还查不出什么问题，病人也还没有什么感觉，仅少数病人有时血压偏高。从第三期开始病人已有临床上的不正常，尿蛋白出现，血压也开始增高，此阶段关键性的化验结果是尿中微量白蛋白分泌率已高于 20 微克/分钟（μg/min），临床上通常将这一期肾病称为早期肾病。早期肾病是糖尿病肾病得以完全恢复的最后机会，再向前发展，糖尿病肾病就无法完全消失了。如果尿微量白蛋白分泌率超过 200 微克/分钟，病情就进入了第四期，第四期又称为临床肾病，其主要特点就是尿中出现大量蛋白，血压持续性地升高。到了第五期，糖尿病肾病已进入晚期，我们常称之为终末肾病。此时病人因肾功能不全，血液中的废物，如肌酐和尿素氮也开始升高，其中血肌酐水平升高超过 2.0 毫克/分升（176 微摩尔/升）是终末肾病的诊断指标，终末肾病病人往往伴有显著的高血压和水肿。根据血肌酐的水平，我们把终末肾病又分为 3 个阶段，血肌酐高于 2.0 毫克/分升（176 微摩尔/升）叫做肾功能不全；血肌酐高于 5.0 毫克/分升（440 微摩尔/升）叫做肾功能衰竭；如果血肌酐超过 8.0 毫克/分升（706 微摩尔/升），我们就称该病人已经发生了尿毒症。

85. 腰痛与糖尿病肾病的关系如何？

老是有人问，腰痛是不是糖尿病肾病的诊断依据，有人懂得糖尿病肾病的可怕，一出现腰痛就紧张焦虑，生怕是"肾病发作"。实际上肾病不常表现为腰痛，肾病早期主要是尿中经常出现蛋白，此时可能没有其他症状而被忽略，以后逐渐出现高血压、低蛋白、水肿、肾功能下降甚至尿毒症等。有时糖尿病病人有腰痛症状，但痛的部位比较高，大约在脊柱和背部肋骨下缘的夹角处，这可能与多尿引起肾囊胀满有关，也不意味着糖尿病肾病。也就是说，糖尿病肾病一般腰不痛。平常所说的腰痛，痛的部位较低，好发于腰骶部，我们通常称之为下腰痛。下腰痛多半是骨骼、肌肉和筋膜病变，属于骨关节疾病或者老年退行性变，如骨质疏松、腰肌劳损、坐骨神经痛、腰椎间盘脱出等等，在老年病人十分常见，治疗起来与糖尿病肾病完全不同。

86. 如何预防糖尿病肾病?

如上所述,糖尿病肾病是一个逐渐发展的过程,一旦临床表现比较明确了,糖尿病肾病就已经难以根治了,所以糖尿病肾病的第一个治疗措施还是控制好糖尿病,避免肾脏病变的发生。1993 年,美国和加拿大学者联合发表了他们名曰糖尿病控制与并发症试验(英文代号为 DCCT)的研究成果,这项试验历时 10 年耗资 1 亿美元,研究对象是 1 型糖尿病病人。1998 年英国学者又发表了他们名曰英国前瞻性糖尿病研究(英文代号为 UKPDS)的研究成果,这项试验历时 20 年,主要针对 2 型糖尿病病人。在这两个意义重大的研究中,他们发现无论是 1 型还是 2 型糖尿病病人,血糖控制水平对糖尿病肾病和糖尿病眼底病变的发生和发展有着极其重要的影响,良好的血糖控制可以使 1 型糖尿病肾病的发生率下降一半,使 2 型糖尿病肾病的发生率降低 1/3。病人如已发展到早期肾病阶段,为了控制好病情,又不至于影响肾脏功能,应积极动员他们接受胰岛素治疗。第二个措施就是控制好病人的血压,高血压是使糖尿病肾病加重的另一个非常重要的因素,所以病人应该饮食清淡,少吃盐,已有血压高者要毫不犹豫地坚持使用降压药物,使血压维持在正常水平。吸烟能加速糖尿病肾病的发生和发展,有糖尿病肾病倾向者必须戒烟。

87. 如何治疗糖尿病肾病?

目前对中、晚期糖尿病肾病的病因治疗手段还不多,主要目的是防止糖尿病肾病的进一步发展，避免肾功能不全和尿毒症的发生，而不是使它逆转。首先，病人应在适当的时候适当限制蛋白质的摄入量。糖尿病肾病病人每天从尿中丢失大量蛋白质，所以必须补充适量的蛋白质，特别是优质动物蛋白。但到了糖尿病肾病的晚期，大量蛋白质的摄入会使血液中蛋白质的代谢产物，如肌酐和尿素氮等增高，给病人带来危害，所以晚期肾病病人必须适当限制蛋白质的摄入量，特别是要限制质量较低的植物蛋白的摄入量。第二是避免泌尿系感染，反复发作的泌尿系感染可能加速糖尿病肾病的进展。第三是中药治疗，中医中药对治疗肾脏病有着丰富的经验，能因人施治、辨证论治，对糖尿病肾病有较大的意义。α-酮酸也在一定程度上改善肾功能。最后是当肾脏病变已发展到尿毒症阶段，除了上面所说的以外，还需要进行腹膜透析或者血液透析，以便把血液中的废物排出体外，如有条件和可能，进行肾脏移植是使病人肾功能得以恢复的唯一出路。

❓ 88. 糖尿病眼病有哪些？

糖尿病对眼睛的影响非常之大，糖尿病眼病引起的双目失明要比非糖尿病者高出25倍，笔者2001年主持的全国糖尿病慢性并发症调查显示我国住院糖尿病病人眼部病变患病率为34.3%，世界上引起双目失明最重要的原因就是糖尿病眼病，万万不可忽视。可以说，糖尿病可影响眼睛从外到里各种组织结构。比如糖尿病可使角膜溃疡的机会增多，可因眼睛内房水回流不畅而增加青光眼的发生率，可使白内障发生得早而且严重，可引起玻璃体积血，可造成不同程度的糖尿病视网膜病变，如果糖尿病性视网膜病变正好发生在眼睛感光作用最灵敏的黄斑部位，那视力受到的影响就更大了。这些眼病中，最常见而且对视力影响最大的是白内障和糖尿病视网膜病变。

89. 得了糖尿病性白内障怎么办？

有人形象地把晶状体比作照相机的镜头，光线要穿过这个镜头才能在视网膜上成像。白内障就是晶状体变得白而不透明造成的。即使没有糖尿病，老年人也比较容易得白内障。但糖尿病引起的白内障与老年性白内障有点不同，它主要发生在血糖控制不佳的青少年，它在晶状体中造成的白斑往往是散在性的，而老年性白内障则多从晶状体的核心部位开始，逐渐向外发展。当然不少糖尿病病人是既有糖尿病性白内障，又有老年性白内障的。一个人得了白内障，就像是一架照相机的镜头不透明了似的，对视力影响很大。好在白内障还是可以通过手术来根治的，"换个镜头"，去除已经混浊的晶状体，病人的视力可有很大的恢复，如果再在晶状体部位安装上一对人工晶体，那就连远视镜都不用戴，就能看清东西了。当然治疗白内障的前提是必须控制好血糖及血压，血糖和血压控制不好，术中可能发生眼底出血，术后感染或者愈合不好的机会增加。

90. 糖尿病视网膜病变如何分期？

曾经有个病人对笔者说，他的眼底老出血。笔者问他何以得知，病人说好几次早上起床照镜子时他都发现白眼球上一片血红。这实际上是一种误解，他看到的不是眼底，而是巩膜。视网膜位于眼睛的底部，不用检眼镜是看不见的。我们平时所说的查眼底，就是通过瞳孔观察视网膜微血管的改变，如果用药物将瞳孔散大，那么眼底就能看得更清楚。医师看了眼底后，常对视网膜的情况进行描述，其实要看懂这些描述并不困难，而如果我们自己能看懂这些描述，对了解自己的病情是十分有利的。糖尿病视网膜病变可分为6期，前3期称为背景性视网膜病变，经过良好控制是可以完全恢复的；后3期则为增殖性视网膜病变，糖尿病视网膜病变到了这个阶段就难以控制其发展速度了，而且也难以逆转了。糖尿病视网膜病变各期特点是这样的：Ⅰ期眼底出现微血管瘤，这种微血管瘤并不是真正的瘤子，而是由眼底毛细血管盘绕屈曲而形成的。Ⅱ期则在微血管瘤的基础上又出现了硬渗出，这是视网膜水肿后留下的脂肪斑。Ⅲ期的特征是软渗出的出现，这是眼底点状出血留下的瘢痕。Ⅳ期是增殖性视网膜病变的开始，其特点是眼底出现新生血管，这些新生血管十分脆弱，常因血糖控制不好或者血压升高而发生较大量的出血。如果有了玻璃体积血和随之而来机化物形成，视网膜病变即已进入第Ⅴ期。所谓机化物实际上就是一些血痂，如果这种血痂连着视网膜的话，当血痂收缩时，就会造成视网膜脱离，进而造成病人失明，这就是视网膜病变Ⅵ期。对于因视网膜脱离而失明的情况目前还很难医治。最近有人提出糖尿病眼底病变的新的分期方法：没有视网膜病变是Ⅰ期；Ⅱ～Ⅳ期相当于原来的Ⅰ～Ⅲ期；原来的Ⅳ～Ⅵ期统称为Ⅴ期。

91. 如何防治糖尿病视网膜病变?

如果把晶体比作镜头的话，视网膜就是镜头后面的底片，镜头坏了还能换，如果"底片"坏了，目前还没有更换的可能，所以糖尿病视网膜病变严重威胁着病人的视力，是造成病人失明的重要原因，必须积极预防、有效治疗。遗憾的是在背景性糖尿病视网膜病变阶段，病人自己可能全无症状，视力不受影响，此时病人对自己的眼病可能一无所知。一旦视力明显下降，视网膜病变又往往难以逆转。所以预防仍然是防治中最重要的一环。首先是要控制好血糖和血压，这两条对防治糖尿病视网膜病变是极为重要的，因为血糖升高可使病人眼底血管进一步受到损伤，而高血压又显著增加眼底出血的可能性。控制好血糖和血压对防治糖尿病眼底病变的重大意义，在相关研究试验中已得到有力的证明。其次是有了视网膜病变必须早期发现，以便及早治疗。病人至少每年要接受一次眼底检查，如果已有视网膜病变，那么查的次数还应增加，以观察病情的变化。决不能平时不管不顾，等到眼睛已经看不清东西了再去看病，以至贻误了病情。第三是合理用药，对已进入第Ⅲ期或者Ⅲ期以上的病人，应积极鼓励他们改用胰岛素治疗，以求获得最佳疗效，延缓病情的进展，甚至使其视网膜病变得到不同程度的逆转，因为对Ⅳ期以上的病人来说，可能同时还存在着微血管瘤、硬渗或者软渗，这些情况有逆转的可能。另外，使用维生素和血管活性药物对病情的控制也有很大帮助，不少中药在止血和促进眼底血块吸收方面有较好的疗效。最后，对第Ⅲ期以上的病人，可采用激光治疗，激光可以凝固出血点，并可封闭新生血管，对治疗较重的糖尿病视网膜病变效果较好。再说一遍，吸烟会极大地损伤视网膜，糖尿病病人必须戒烟。

92. 糖尿病对神经的损害有哪些？

糖尿病对神经系统的损害很大，可以说，神经病变是糖尿病慢性并发症中发病率最高的一种，笔者2001年主持的全国糖尿病慢性并发症调查显示我国住院糖尿病病人神经病变患病率为60.3%。葡萄糖进入神经细胞时不需要胰岛素的帮助，所以糖尿病病人神经细胞中葡萄糖浓度常较高，这些葡萄糖在醛糖还原酶的催化下，先生成山梨醇，进而又转变为果糖，使神经细胞中的渗透压升高。同时由于病人血糖高，神经细胞中蛋白质发生糖化变性，再加上糖尿病微血管病变造成局部缺氧，最终导致神经细胞肿胀，神经纤维的鞘膜脱落，糖尿病神经病变发生。

全身各处的神经组织都可能受到糖尿病的损害，按其所在部位和功能，可将糖尿病神经病变分为中枢性和周围性神经病变两大类。中枢神经系统包括脑和脊髓，有关糖尿病与脑血管病变的关系前面已经提及。糖尿病也可影响脊髓，表现为肢体的感觉与运动失常，位置觉消失，还可能有排尿困难与阳痿等。糖尿病周围神经病变包括脑神经、感觉神经、运动神经以及自主神经病变4种。脑神经共有12对，多数都能受糖尿病的影响，脑神经受害的表现包括上眼睑抬不起来、眼球活动障碍、看东西双影、听力下降、口眼歪斜等。糖尿病感觉神经病变非常常见，主要表现为末梢神经炎，有时给病人带来极大的痛苦。末梢神经炎的症状为肢体疼痛、麻木，疼痛严重时有的病人会丧失继续生活的勇气。病人可有皮肤感觉异常，如有烧灼感、蚁走感、触觉过敏，但真正受到高温、低冷或刺伤等外界刺激时反而不能有正常的感觉，不能立即采取自我保护的措施而容易受伤。还有的病人叙述"脚下没根"，"像踩在棉花上一样"，容易跌倒。与感觉神经相比，运动神经受累的情况比较少见，主要表现为血管神经性病变，如全身无力、肌肉萎缩、肢体疼痛等，偶有单神经麻痹引起肢体瘫痪者，多数病人经过积极治疗，症状可以消失。糖尿病自主神经病变也非常多见，病人常诉说大汗，特别是头面部和躯干部大汗，四肢汗不多，吃饭或稍事活动就大汗淋漓，有的病人半身出汗。腹胀、大便失常、腹泻便秘交替出现的情况也不少见。病人还可有直立性低血压，他们往往躺着时血压高，一站起来血压就下降，甚至头晕跌倒。另外不少病人排尿障碍，或有尿尿不出来，或小便淋漓不尽。糖尿病病人的阳痿、不育也很常见。这些症状都与糖尿病神经病变有关。

93. 如何防治糖尿病周围神经病变？

糖尿病神经病变的发病率很高，遗憾的是治疗，特别是根治糖尿病神经病变相当困难，所以防治糖尿病神经病变最重要的还是预防它的发生，控制它的发展。首先是控制好糖尿病，以延缓糖尿病神经病变的进展。糖尿病控制得好坏，有时并不与糖尿病神经病变的进展速度相平行，由于遗传特点的不同，控制比较好的病人的神经病变不一定就比控制较差者轻，也就是说人和人没法儿比。但是对一个人自己来说，控制好糖尿病肯定对预防和治疗糖尿病神经病变有利。其次是使用剂量较大的维生素，如 B 族维生素、维生素 C 和维生素 E，如甲基维生素 B_{12}（弥可保）可能有所帮助，近年来有人主张用醛糖还原酶抑制剂或神经节苷脂类药物改善神经磷脂代谢，减少山梨醇的产生，提高神经传导速度，以从根本上解决糖尿病神经病变的问题，效果如何，有待观察。第三是使用改善微循环的血管活性物质，因为有人认为神经干上的微血管病变是引起糖尿病神经病变的病理基础之一。在这一方面，中医中药可能发挥较大的作用。第四是对症治疗，以尽量减轻糖尿病神经病变给病人带来的痛苦。有时三环抗抑郁药对缓解疼痛也有帮助。对症治疗包括缓解疼痛、减轻麻木、避免直立性低血压、调节好大小便、治疗好阳痿等，这些问题在药物治疗章内还要提及。吸烟对糖尿病神经病变影响也很大，糖尿病病人不能抽烟。

94. 如何防治糖尿病消化系统病变?

糖尿病对消化系统的影响是多方面的，并与糖尿病性消化系统病变互相影响，必须同时给予治疗。糖尿病病人食管和胃肠多出现蠕动减弱、排空时间延长，严重者可发生胃轻瘫。胃轻瘫病人可出现恶心、餐后上腹胀痛、呕吐，由于吸收障碍，病人的血糖常难以控制，低血糖和高血糖反复发作。不少病人诉说大便不正常，多为便秘，也有腹泻的，或者是腹泻便秘交替出现，弄得病人不知所措。胰腺也可能受到影响，糖尿病病人中胰腺炎和胰腺癌的患病率都增高，而急、慢性胰腺炎或胰腺癌也可能成为糖尿病的诱发原因。糖尿病与肝胆系统间相互影响的关系也是如此。糖尿病消化系统病变的治疗原则与其他慢性并发症一样，也包括糖尿病控制、糖尿病血管及神经病变的治疗、对症治疗以及必要时的手术治疗等，值得提醒的是消化系统病变可能会影响糖尿病病人的消化和吸收功能，造成病人营养不良，维生素和其他营养成分的补充常属必要。如果病人大便失常，有腹泻的可用 654 - 2 等抗胆碱药，铋剂、洛哌丁胺（易蒙停）等收敛剂，或小檗碱（黄连素）、中药等药物进行治疗。如有便秘则最好用麻仁滋脾丸、麻仁润肠丸、通便灵、新清宁、番泻叶等通便中药，或者使用开塞露等外用药物进行治疗，同时注意多喝开水、保持良好的大便习惯等。峻泻药可影响病人的内环境平衡，同时可能使以后大便更加干燥，糖尿病病人不宜使用。

95. 糖尿病与骨及关节病变的关系如何？

糖尿病可影响全身各个器官，也包括骨和关节。有些骨及关节病变在糖尿病病人相当常见，而且比一般人要重，也有些骨及关节病变不属于糖尿病慢性并发症。糖尿病肯定能并发的骨及关节病变包括骨质疏松和夏科关节。非糖尿病者当然也会发生骨质疏松，特别是老年人和绝经后的妇女。但糖尿病病人由于代谢紊乱造成破骨细胞活性增强，成骨细胞活性减弱，骨质疏松发生得早而且重。骨质疏松病人查血钙、血磷和碱性磷酸酶可能查不出什么问题来，但做 X 线检查或者骨密度检查就会发现问题了。骨质疏松可引起骨骼疼痛，更严重的是引起骨折，造成残疾，甚至导致死亡。为了预防骨质疏松，及早补充钙剂和维生素 D 是十分必要的。夏科关节病好发于脚和踝部，主要表现为骨骼畸形，特别是发生于轻度外伤后较重的持久的骨关节，如脚踝肿胀，疼痛倒不太明显。这种骨病可能与糖尿病血管和神经病变有关，确切机制还不大清楚。夏科关节病的处理主要是局部护理，包括避免患肢过度负重，或者穿特制的鞋来保护患肢，必要时可行关节固定手术。糖尿病病人可能伴发的骨关节病变包括脊柱骨质增生、关节周围炎、骨性关节炎等，治疗上与单纯的骨病并无不同。

96. 糖尿病与皮肤病变的关系如何？

糖尿病的急性和慢性皮肤病变多种多样，这与病人血糖升高，局部抵抗力下降有密切关系。糖尿病皮肤病变多数不是糖尿病病人所特有的，但这些病变在糖尿病病人身上比非糖尿病者发生的机会要大得多，包括：①皮肤瘙痒症，在糖尿病病人中十分常见，这是高血糖刺激神经末梢的结果，外阴部还有尿糖的刺激和局部感染的影响，瘙痒更加多见，有人发现瘙痒症在糖尿病病人中发生率可达7%~43%；②皮肤真菌感染，真菌感染在糖尿病皮肤病变中占首位，也远多于非糖尿病者，如手癣、足癣、甲癣、股癣、体癣以及外阴白色念珠菌病等；③皮肤细菌性感染，如疖、痈等，在糖尿病病人的发生率远高于非糖尿病者，常成为检出糖尿病的线索；④胫前色素斑，多见于男性糖尿病病人，发生在小腿前侧，开始时可发生皮肤红斑、水疱、紫癜、糜烂或溃疡，以后逐渐形成数目不定、形状不一的黑褐色斑，不痛不痒，一两年后可自行消退；⑤糖尿病大疱，是糖尿病病人少见但有特征性的皮肤病变，发病前无明显诱因，突然在四肢肢端出现大疱，大小在0.5～10厘米不一，疱壁紧张，菲薄而透明，内含清水，类似烫伤的水疱，自觉症状不明显，1～2周后水疱自行消失，不留痕迹。糖尿病皮肤病变的治疗也包括糖尿病控制、局部处理，必要时须全身治疗。

97. 糖尿病与口腔病变的关系如何？

在糖尿病病人中可以见到各种口腔病变，如口腔黏膜病变、龋齿和牙周病等等，其中一部分与目前或长期糖尿病控制有关。口腔病变可以作为发现糖尿病的线索，而且在一定程度上与糖尿病互相影响。口腔黏膜病的症状包括口干，口唇黏膜灼痛、瘀血、水肿或痛性干裂，病人的口腔黏膜抵抗力下降，细菌和真菌生长，严重者可引起球菌或酵母菌性口炎，甚至造成组织坏死。多数人认为血糖控制不佳者，龋齿发生的机会增多，而且龋洞进展迅速，牙齿破坏严重。有人认为这是由于病人唾液流量减少，冲洗作用减弱，而且唾液中含糖量增加的结果。糖尿病病人得牙周病的机会增多，病人常有牙龈充血、肿胀、牙龈增生，最终导致牙槽骨破坏和牙齿松动，不少病人年龄不大却满口牙脱落殆尽，因而显得老态龙钟。糖尿病病人口腔病变的处理原则包括：控制好糖尿病，注意口腔卫生和口腔保健，积极、正确地处理牙龈炎和牙周炎。

98. 糖尿病对男性生殖系统功能有什么影响？

糖尿病对男性性功能影响很大，可能严重降低病人的生活质量，有人说性功能障碍是仅次于失明和截肢的第三大致残性病变，所以在糖尿病治疗中必须予以注意。男性糖尿病病人性功能障碍的临床表现多种多样，主要包括性欲减退、性感高潮消失、勃起功能障碍（中医称阳痿）、早泄、逆向射精或者不射精、婚后不育等。造成这些异常的原因是多方面的，既包括全身代谢紊乱、体质下降的因素，也包括局部血管神经功能障碍的因素和精神、心理因素，多数病人体内男性激素水平的下降并不明显。病人可能因勃起功能障碍或早泄而不能进行正常的性生活；因为调节排精管道的神经功能障碍，使精液无法正常排出体外，反而逆向射入膀胱，结果造成男性不育。这些异常会给病人带来很大的精神压力和难以启齿的痛苦，严重影响病人糖尿病病情的控制和生活质量。男性糖尿病病人性功能减退的处理也包括血糖的良好控制，神经并发症的预防和治疗，全身用药如万艾可（伟哥）、前列地尔和中药治疗，局部用药如复方罂粟碱和酚妥拉明局部注射等，还可以用阴茎的负压勃起装置促使病人性生活能力恢复。由于糖尿病病人性功能减退常有明显的精神及心理因素的影响，所以心理治疗十分重要。

99. 糖尿病与妇科疾病的关系如何？

糖尿病与妇科方面的问题有一定关系，表现在：①糖尿病控制不佳可能影响少女的性发育，使她们身高突长、乳腺萌发及月经来潮延迟；②女孩在青春期发生 1 型糖尿病的机会相对较多，笔者参加的一项 1 型糖尿病流行病学调查发现，女孩发病率为 0.66/10 万，要高于男孩的 0.52/10 万；③成年糖尿病妇女在月经期间血糖也不太容易控制，容易发生血糖过高或者过低的情况；④糖尿病妇女生殖道感染的机会增多，有些妇女出现反复发作的生殖道及泌尿道感染，久治不愈，直到后来有个细心的医师想到了这些病人是否还有糖尿病的问题，经检查治疗后，生殖道及泌尿道感染的问题才迎刃而解。所以，糖尿病与妇科疾病的关系问题必须给予足够的重视。

四、糖尿病的诊断

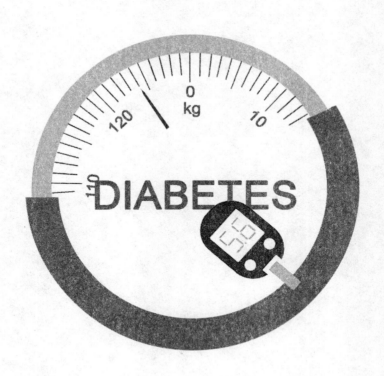

100. 糖尿病的诊断依据是什么？

糖尿病的检查手段多种多样，但诊断糖尿病的依据只能是血糖。2010 年，美国糖尿病协会提出用糖化血红蛋白诊断糖尿病的建议，也已被医务界人士所接受。糖尿病的表现固然能为我们诊断糖尿病提供重要的线索，但有些 2 型糖尿病病人症状不太明显，很容易被忽略，以至病人在得病后 10 年，糖尿病慢性并发症已十分明显时才来就医，结果贻误了病情。所以，单靠糖尿病症状发现糖尿病就太晚了。也有些人临床表现挺像糖尿病，但是一查血糖不高，这就不是糖尿病。除了血糖之外，糖尿病病人的检查手段还包括尿常规、血胰岛素、血胰升糖素、血 C-肽、肝功能、肾功能、血脂、血液黏稠度等，但只有血糖和糖化血红蛋白是靠得住的诊断指标。不查血糖或糖化血红蛋白就诊断糖尿病，并开始各种治疗是十分错误的，也是相当危险的。目前，我国糖化血红蛋白测定方法不统一，结果可比性不佳，还不能作为糖尿病诊断指标。值得提出的是，一般而言餐后血糖比空腹血糖更为敏感，因此不能仅根据空腹血糖不高就排除糖尿病的诊断。

101. 尿糖阴性者是否都不是糖尿病？

引起尿糖阳性最主要的原因是糖尿病，尿糖检查又不会给人带来疼痛，所以检查尿糖是发现糖尿病最简单的方法。正常人每天从尿中排出的葡萄糖不到100毫克，一般的定量试验无法检出，所以尿糖应该是阴性的，也就是说正常人尿中应查不出糖分来。尿中排糖一般要超过150毫克/分升时，尿糖才呈阳性。尿糖在多数情况下虽能反映血糖水平，但是尿糖毕竟不是血糖，在某些情况下，尿糖不能很好地反映血糖水平。有些糖尿病病人在血糖不很高时，尿糖可能为阴性，如仅用尿糖来筛选糖尿病病人，就会发生漏诊。尿糖阴性的糖尿病可见于以下情况：①空腹血糖高于7.0毫摩尔/升（126毫克/分升）就能诊断糖尿病，但血糖处于此水平时，尿糖可能为阴性；②老年人，特别是有动脉硬化的老年人，肾糖阈可能升高，血糖已明显超过11.1毫摩尔/升（200毫克/分升）时，尿糖还可能是阴性的。所以虽然尿糖测定简单易行，又无痛苦，基本上能反映血糖情况，是发现糖尿病的重要线索，但尿糖检查不能代替血糖测定而作为糖尿病诊断的依据。

102. 尿糖阳性者是否都有糖尿病？

正如有些尿糖阴性者可能是糖尿病病人一样，有些尿糖阳性者也可能不是糖尿病病人。尿糖阳性而血糖正常者，不能诊断为糖尿病。尿糖阳性而又不是糖尿病的情况主要可见于以下情况：①孕妇：20%～30%的孕妇尿糖可呈阳性反应，特别是在妊娠后期。某些正常孕妇在妊娠后期及哺乳期尿中可能有乳糖出现，也可能引起尿糖阳性。②肾性糖尿：是一种与遗传有关的疾病，病人肾小管运转葡萄糖的机制异常，肾糖阈减低，病人无论何时尿中总有糖分，但是血糖不高。如经检查肾脏其他功能正常，一般无须特殊处理。③尿糖假阳性：可能与尿中含有大量结合的葡萄糖醛酸盐，或与服用水杨酸盐（如阿司匹林）、水合氯醛等药物有关。值得注意的是，有人发现尿糖阳性的非糖尿病者今后发生糖尿病的机会要比尿糖阴性者大，所以对尿糖阳性者应更注意随查，以便早期发现糖尿病。

103. 诊断糖尿病时为什么要查空腹血糖？

空腹血糖测定非常重要，它主要反映在基础状态、没有加上饮食负荷时的血糖水平，是糖尿病诊断的重要依据，同时能较好地反映病人基础胰岛素水平。所以，定期查验空腹血糖实属必要。正常人空腹血糖不应超过 6.1 毫摩尔/升（110 毫克/分升），超过此值就算是血糖升高或者空腹血糖受损（IFG），如空腹血糖≥7.0 毫摩尔/升（126 毫克/分升），就可以诊断为糖尿病了。空腹血糖能反映自身胰岛素分泌能力，1 型糖尿病病人胰岛素分泌能力绝对不足，空腹血糖往往很高。另外，许多其他检查，如肝功能、肾功能、血脂、血胰岛素等也必须空腹抽血进行，而这些值对将来糖尿病的治疗很有帮助。所以，要诊断糖尿病必须要空腹抽血。

104. 诊断糖尿病时为什么要查餐后 2 小时血糖？

餐后 2 小时血糖测定也十分重要，因为此时血糖往往较空腹时高，容易发现问题，对于某些 2 型糖尿病病人来说，空腹血糖可能不高，甚至完全正常，餐后2小时血糖却很高，远远超过诊断糖尿病的标准。所以，在诊断糖尿病时，餐后2小时血糖甚至比空腹血糖更为重要。可惜不少医院和病人对此不甚了解，很少查餐后2小时血糖，单凭空腹血糖不高就排除了糖尿病，这是不正确的。餐后2小时应从吃第一口饭计算起计算时间，这样才能一致。正常人餐后2小时血糖不应≥7.8毫摩尔/升（140毫克/分升），超过此值，也应算作血糖升高，如果餐后2小时血糖≥11.1毫摩尔/升（200毫克/分升），那也可诊断为糖尿病了。

105. 什么是糖耐量试验？

正常空腹血糖在3.3~6.1毫摩尔/升（60~109毫克/分升），餐后2小时血糖在3.3~7.7毫摩尔/升（60~139毫克/分升），也就是说空腹血糖高于6.1毫摩尔/升（110毫克/分升）或者餐后2小时血糖高于等于7.8毫摩尔/升（140毫克/分升）就算是不正常了，但是诊断糖尿病的指标比这些正常值要高。所以对那些血糖升高，但还没有达到糖尿病诊断标准的人，往往需要进一步检查，以搞清他们的糖代谢状况，其中最主要的检查方法，就是糖耐量试验。临床上一般多用口服葡萄糖耐量试验，口服糖耐量试验的英文简称为OGTT，这是一种增加糖负荷后检查血糖以提高糖尿病检出率的方法。口服糖耐量试验应空腹进行。在服糖前，先抽取空腹血糖，然后在5分钟内服溶于300毫升水中的葡萄糖粉75克（相当于含一个水分子的葡萄糖粉82.5克），再抽血查服糖后30分钟、1小时和2小时血糖以诊断或排除糖尿病。小孩可按照每千克体重1.75克的计算方法服用葡萄糖，总量不超过75克。如果服糖有困难，也可做静脉糖耐量试验。

106. 糖耐量试验前和试验中应注意哪些问题?

糖耐量试验的准备工作以及进行糖耐量试验时应注意的问题主要包括以下几条:①试验前 3 天要保证足够的碳水化合物进量,一般来说这 3 天中每日碳水化合物摄入量不应低于 250 克(5 两),否则可能造成人为的糖耐量受损;②应停用可能影响血糖的药物一段时间,如影响血糖水平的利尿剂、肾上腺糖皮质激素(可的松一类药物)以及口服避孕药等;③试验前空腹 10~14 小时,也就是说前一天必须进晚餐,但入睡后就不要再吃东西了;④试验中服用的葡萄糖水浓度不应过高或者过低,浓度过高时太甜,浓度过低时糖水量太大,病人都难以耐受,一般来说 75 克糖粉溶于 300 毫升温开水就可以了,糖水要在 5 分钟内服完;⑤试验中不要做剧烈的体力活动,不要大量饮水,少喝些水还是可以的,不要吸烟,不要喝酒或咖啡等刺激性的食品或饮料;⑥要准时抽血、留尿。

107. 糖尿病的诊断标准是什么?

1997 年以前,全世界都用世界卫生组织 1985 年的标准来诊断糖尿病,空腹血糖≥7.8 毫摩尔/升(140 毫克/分升),和(或)餐后 2 小时血糖≥11.1 毫摩尔/升(200 毫克/分升)就可以诊断为糖尿病。1997 年美国糖尿病协会提出降低诊断糖尿病的空腹血糖标准的建议。因为他们发现空腹血糖 140 毫克/分升与餐后 2 小时血糖 200 毫克/分升并不相当，空腹血糖 140 毫克/分升者的餐后 2 小时血糖多在 230～250 毫克/分升的水平。与餐后 2 小时血糖 200 毫克/分升相当的空腹血糖应该是 125 毫克/分升左右。这个建议最后被广泛接纳。所以，现在按照世界卫生组织和国际糖尿病联盟的标准，空腹血糖≥7.0 毫摩尔/升（126 毫克/分升）和（或）餐后 2 小时血糖≥11.1 毫摩尔/升（200 毫克/分升）则可诊断为糖尿病。医生在做出诊断时，往往还要结合临床症状加以考虑。如果病人已有糖尿病的症状，只要有一次空腹血糖≥7.0 毫摩尔/升（126 毫克/分升），或者有一次餐后或服糖后 2 小时血糖≥11.1 毫摩尔/升（200 毫克/分升），就能诊断糖尿病了。如果完全没有糖尿病的症状，则需要同时有两个血糖值达到或超过糖尿病诊断标准方能做出诊断。

108. 空腹血糖受损和糖耐量受损的诊断标准是什么？

如前所述，空腹血糖受损和糖耐量受损是介于正常和糖尿病之间的一种状况。空腹血糖受损的诊断标准是空腹血糖≥6.1 毫摩尔/升（110 毫克/分升）又低于 7.8 毫摩尔/升（126 毫克/分升），同时餐后 2 小时血糖又不能诊断为糖尿病。糖耐量受损则是空腹血糖不能诊断为糖尿病，而服糖后 2 小时血糖≥7.8 毫摩尔/升（140 毫克/分升）而又低于 11.1 毫摩尔/升（200 毫克/分升）。糖耐量受损是糖耐量试验的结果，餐后 2 小时血糖在 7.8～11.0 毫摩尔/升（140～198 毫克/分升）不能诊断为糖耐量受损，只能说是餐后血糖增高。空腹血糖受损、餐后血糖增高以及糖耐量受损都属于前面所说的血糖升高阶段。

下面的简表可供诊断糖尿病或者糖耐量受损时参考：

血糖（毫摩尔/升）	正常	血糖升高	糖尿病
空腹血糖	<6.1	6.1~6.9（空腹血糖受损）	≥7.0
餐后2小时血糖	<7.8	7.8~11.0（餐后血糖增高）	≥11.1
		糖耐量减低	
服糖后2小时血糖	<7.8	7.8~11.0	≥11.1
		糖耐量受损	

109. 测定血胰岛素及C-肽水平有什么意义？

如前所述，血胰岛素及C-肽都能反映病人体内胰岛素分泌能力，胰岛素测定只能用于没打过胰岛素的病人，而C-肽既能用于没用过胰岛素的病人，也可以用于打过胰岛素或正在打胰岛素的病人。值得注意的是，只做空腹血胰岛素及C-肽的测定往往难以反映胰岛素分泌的全貌。要想判断一个人的胰岛功能，需要做葡萄糖耐量试验，了解空腹和刺激后不同时间的胰岛素及C-肽水平。正常人空腹胰岛素及C-肽分别为6~22毫单位/升和0.2~0.6毫摩尔/升，餐后最高峰应该出现在餐后半小时至1小时之间，可达到空腹值的5~10倍，如胰岛素的餐后峰值应在50~100毫单位/升之间。有的医院在做糖耐量试验时仅测空腹及服糖后2小时的胰岛素和C-肽，不测半小时及1小时胰岛素和C-肽，这种做法无法了解病人是不是有胰岛素分泌高峰，也无从了解胰岛素分泌高峰是否后移，不利于判断病人的胰岛素分泌状况。1型糖尿病病人的胰岛素及C-肽水平很低，而且难以恢复。2 型糖尿病病人的胰岛素及 C-肽大多数也是低的，特别是服糖后胰岛素及 C-肽的高峰出现的较晚。但在血糖控制较好以后，2 型糖尿病的胰岛素及 C-肽水平可有一定程度地回升。少数 2 型糖尿病病人胰岛素及 C-肽水平不低甚至是升高的。糖耐量受损者常有高胰岛素及高 C-肽血症出现，但是服糖后胰岛素及 C-肽高峰后移很常见。

110. 如何根据化验结果判断糖尿病的类型？

糖尿病病人关心自己糖尿病的类型，特别是"1 型还是 2 型糖尿病"或者"依赖型还是非依赖型糖尿病"这个问题，这种心理很容易理解。所以总有人千里迢迢从外地来到北京协和医院，要求查查胰岛功能，好决定是否要打胰岛素。实际上这样做劳民伤财，没有多大必要。与判断糖尿病类型有关的化验包括：①遗传学指标：有些人白细胞抗原（HLA）和 1 型糖尿病的发生有关，所以查查人白细胞抗原的类型，有时有助于糖尿病的分型。②免疫学抗体：1 型糖尿病病人血液中可能有胰岛细胞抗体（ICA）、胰岛素自身抗体（IAA）和抗谷氨酸脱羧酶抗体（GAD），这些抗体阳性，病人很可能是 1 型的，但阴性不见得就一定是 2 型的。③尿酮体：1 型糖尿病病人尿中经常有酮体，有时酮体量很大，发生酮症酸中毒。而 2 型糖尿病病人则只有在感染、发热、饥饿、外伤以及重大情绪波动时尿中才出现酮体，发生酮症酸中毒的机会较少。④血胰岛素和 C-肽：1 型糖尿病病人水平多很低，2 型糖尿病病人则不一定。当然，1 型糖尿病病人在一段时间内也可以不低，反之 2 型糖尿病病人在血糖控制很差时胰岛素和 C-肽水平也可以很低。⑤血糖：1 型糖尿病病人的血糖往往很高，特别是空腹血糖很高。相比之下，2型糖尿病病人空腹血糖一般不是那么高。当然，血糖高低也是相对的，很难画一条线作为1型和2型的分水岭。值得提醒的是，上述这些化验并不是绝对的，有时即使做了化验，也还是难以分型，主要还得根据临床表现，特别是出不出酮体或酮症酸中毒、是否消瘦、年龄如何来判断糖尿病的类型。这样看来花很多钱、跑很长路来判断糖尿病类型就有点得不偿失了。

111. 根据糖化血红蛋白测定结果能诊断糖尿病吗？

大家知道，糖化血红蛋白是一个糖尿病较长时间控制水平的良好指标，能反映采血前两个月之内的平均血糖水平，这是因为糖化血红蛋白生成比较慢，消除也比较慢，而且和血糖水平相平行的缘故。20世纪80年代初糖化血红蛋白刚刚用于临床测定之时，有人对它的实用价值抱很大希望，认为糖化血红蛋白可能作为糖尿病筛查的方法。但是，由于糖化血红蛋白比较粗略，难以反映血糖的细微变化，比如说空腹血糖为125毫克/分升，还不能诊断为糖尿病，而当空腹血糖等于126毫克/分升了，糖尿病的诊断就能成立了，可是糖化血红蛋白无法分辨这么细小的变化，所以当时认为不能用它当作糖尿病诊断的指标。但据最新观点，如果测定准确、规范的话，糖化血红蛋白作为糖尿病诊断标准也有其优点：比较稳定，不受生活中一时一事的影响，无须空腹，只测一次。所以，糖化血红蛋白将成为糖尿病的诊断标准之一。一般而言，糖化血红蛋白（HbA1c）≥6.5%，可诊断为糖尿病。

112. 如何诊断妊娠糖尿病?

　　孕妇也是正常人，所以原则上讲妊娠糖尿病的诊断标准应该与一般人一样。也就是说仍用空腹血糖≥7.0毫摩尔/升（126毫克/分升），和（或）餐后2小时血糖≥11.1毫摩尔/升（200毫克/分升）的标准诊断糖尿病。考虑到妊娠这一特殊情况，可以加上一个辅助条件，那就是糖耐量受损的孕妇应按糖尿病处理，以求得病人母子的平安。但是美国有些学者认为糖尿病对孕妇的影响要比非妊娠者大得多，所以应该有其特殊的一套诊断指标。如有人认为对怀疑有糖尿病的孕妇来说，应该先用50克葡萄糖做筛查，如果服糖后1小时血糖高于一定水平者，再做一次100克葡萄糖耐量试验，以一套独特的标准来判断她是否有糖尿病。个人认为这样做未免有点儿复杂化，与非妊娠时糖尿病诊断标准不一致，而且对糖尿病病人来说也不易记住，不如采用一般人诊断糖尿病的共同标准，但是处理上更加积极，就是说妊娠糖耐量受损也按照糖尿病来对待，而使用胰岛素治疗。

五、糖尿病的预防

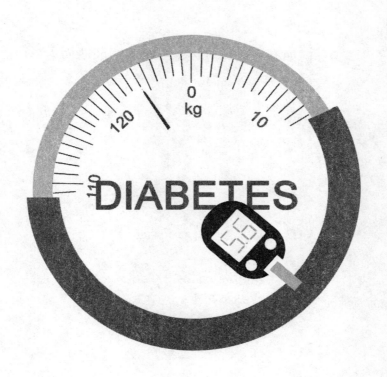

113. 糖尿病能不能根治?

作为糖尿病病人,渴望自己的病情能有办法根治,这种心情是可以理解的。像任何其他疾病一样,糖尿病早晚也有被根治的一天,其中基因治疗就是糖尿病的根治手段之一。1型糖尿病的基因比较局限,有人估计约13个基因较为重要,而且已经搞得比较清楚,因此用基因治疗而获得根治的希望比较大。有人甚至乐观地估计1型糖尿病的根治问题,可能在10年之内就会有所突破。而2型糖尿病除了胃肠手术可能根治部分肥胖的2型糖尿病之外,根治则还有很长的路要走。所以我们不得不遗憾地说,根治糖尿病不是现在的事,到目前为止,糖尿病还没有根治的办法。也就是说人一旦得了糖尿病,暂时就没有可能治愈了。一切中西药物、保健品、食品和其他糖尿病治疗手段,如果有人说现在就能根治糖尿病,那至少是夸大其词,有些还可能是巫医假药,糖尿病病人千万不要轻信谣传,随意终止正规治疗,以至贻误病情,甚至酿成大祸。有些糖尿病病人的病情很轻,经过一段正规治疗,特别是适宜的饮食控制,血糖可以降至正常,甚至不用药也可维持血糖在正常范围,但这并不意味着糖尿病已被治愈,如果放松治疗,糖尿病的表现就会卷土重来。所以,糖尿病病人要做好打持久战的思想准备,长期坚持饮食治疗、运动治疗和糖尿病监测,必要时采用药物治疗,使血糖始终控制在满意水平,这样就可以使病人享有与非糖尿病者一样的高质量生活和基本等同的寿命。

114. 糖尿病能不能预防?

糖尿病到目前为止还缺乏根治的手段,但糖尿病肯定是可以预防的。糖尿病的预防可分为 3 个层次,首先是糖尿病的预防,也就是说让能够不得糖尿病的人不得糖尿病。其次是糖尿病并发症的预防,也就是说得了糖尿病,要及早发现,积极正确地治疗,使病人不得糖尿病的并发症。第三是降低糖尿病的致残率和致死率,也就是说有了糖尿病的并发症,要好好治疗糖尿病及其并发症,使糖尿病并发症造成的残疾和过早死亡的比例降到最低水平。

下面就说说有关糖尿病预防的问题。前面已经谈到我国糖尿病患病率急剧增高的基本原因,那就是遗传的易感性、生活水平的提高、生活方式上的缺陷、平均寿命的延长和检测手段的提高。遗传基因的问题我们目前还没有办法改变,生活水平提高、平均寿命延长以及医疗条件的改善对我们来说是好事,这恰恰是我们所追求的目标。所以糖尿病的预防主要就是要改变不健康、不科学的生活方式。为此应做好两件事,一个是健康教育,即大力进行糖尿病的宣传教育,尽量使糖尿病及其预防手段做到家喻户晓,人人皆知,使全民动员起来,和糖尿病做持久的斗争,忽视和低估糖尿病教育意义的做法是错误的。第二就是健康促进,我们不能仅仅停留在宣讲糖尿病知识上,而必须给我们的人民做点实事,使他们尽快改变不健康的生活模式,采取正确的、科学的饮食习惯,持之以恒地坚持进行体育锻炼,避免肥胖,少饮酒、不吸烟,保持心理上的健康,使糖尿病和其他慢性疾病的发生率降低到最低水平。同时,利用各种手段对整个人群，特别是糖尿病的高危人群进行糖尿病和糖耐量受损的筛查，以期尽早地发现和有效地治疗糖尿病。

115. 什么是糖尿病的三级防治网？

近年来，我国各级卫生工作领导部门对糖尿病的防治给予了很大的关注和积极的支持，全国各地相应的糖尿病防治机构也逐步成立，糖尿病防治工作已经成为一种政府行为。三级防治是一种在卫生行政部门和各地卫生局统一领导下的行之有效的糖尿病防治网络，基本设想是在全国各地设立以医院和预防医学单位为骨干的三级防治机构，其共同职责是开展糖尿病的宣传教育，进行糖尿病及其慢性并发症的诊断治疗，组织管理好病人，做到病人有人管，社区有人防，宣教有人抓。

三级包括一级、二级和三级。一级防治机构又称防治小组，由基层医疗卫生单位组成，成员包括糖尿病医师和专职糖尿病教育人员各1名，负责社区有关糖尿病的健康教育、病人的诊断、治疗、登记和随访，并向上一级防治单位转送病人。二级防治机构又称为防治单位，由各市、县级医院和预防机构组成，成员除了糖尿病医师和专职糖尿病教育人员各1名外，还有3名以上的其他专科医务人员，负责防治单位周围群众及病人的宣传、教育、诊断、治疗，并接收由防治小组转来需要较为复杂的综合治疗的病人。三级防治机构又称防治中心，由部属、省或直辖市级医院及预防机构组成，成员除了糖尿病医师1名，还有专职糖尿病健康教育人员2名以及各科能诊断和治疗糖尿病并发症的医务人员，包括糖尿病的护理专家在内，其主要任务是对防治中心周围的群众及糖尿病病人进行宣传、教育、诊断和治疗，接收由防治单位转来的需要更为复杂的综合治疗的糖尿病病人，负责糖尿病医生、护士及营养师的培训和糖尿病病人资料的保管，组织糖尿病的防治研究。把糖尿病三级防治网和其他疾病，如高血压、心血管病、脑血管病、老年慢性支气管炎（老慢支）网和肿瘤防治网施行联网，做到一网多用，是一种经济有效的操作方法。

116. 一般人应如何防止自己得糖尿病？

既然现在糖尿病发病率这么高，对人类威胁这么大，我们一般人到底能做点儿什么，才能使自己得糖尿病的可能降到最低水平呢？笔者对糖尿病防治的基本思路可以概括为"三五防糖法"，那就是"预防糖尿病的五个要点，治疗糖尿病的五驾马车，监测糖尿病的五项达标"。笔者认为，人要是想不得糖尿病，至少要做到"五个要点"，那就是"多学点儿，少吃点儿，勤动点儿，放松点儿，药服点儿"，这是笔者对国际上公认的预防糖尿病措施的概括。多学点儿就是要多看看有关糖尿病的书籍、报刊、电视，多听听有关糖尿病的讲座和广播，增加自己对糖尿病的基本知识和糖尿病防治方法的了解。少吃点儿就是减少每天的热量摄取，特别是避免大吃大喝、肥甘厚味、吸烟喝酒等等。勤动点儿就是增加自己的体力活动时间和运动量，保持体形的健美，避免肥胖的发生。放松点儿就是力求做到开朗、豁达、乐观、劳逸结合，避免过度紧张劳累。由于糖尿病是代谢综合征的组成部分，一个人如果有其他代谢紊乱，单纯饮食、运动效果不佳的话，服点儿药，改善这些代谢紊乱，对预防糖尿病大有裨益。如果一个人能够长期做到这"五个要点"，糖尿病发病率至少能降低 50% 。

117. 糖尿病日是怎么回事？

很多人都知道，每年的 11 月 14 日是糖尿病日，那么糖尿病日为什么定在这一天呢？这是因为 11 月 14 日是历史上一个著名的加拿大糖尿病专家班廷的生日，是他第一个把胰岛素用于糖尿病患儿，挽救了这个患儿生命。为了缅怀班廷的业绩，1991 年国际糖尿病大会就把这一天定为世界糖尿病日，号召世界各国在这一天广泛开展糖尿病宣传、教育和防治工作，以推动国际糖尿病防治事业的开展。每年世界糖尿病日都有其特定的宣传口号，如 1995 年的口号是"减轻因为对糖尿病无知而付出的代价"。1996 年是班廷第一次将胰岛素用于临床 75 周年纪念，所以当年的口号就是"胰岛素为了生命"。1997 的宣传口号是"全球的觉醒是改善生活质量的关键"，再次强调糖尿病教育的重要性。1998 年是"糖尿病病人的权利"，强调糖尿病病人应和非糖尿病者一样享有学习、工作和参与社会生活的权利，受到社会承认、信任和尊重的权利，以及就医和享有医疗保障的权利。1999 年是"减少糖尿病造成的耗费"，强调要努力减少糖尿病给病人本人、他们的家庭、他们所在的单位或社区、当地和全国卫生事业，以及政府和全民所造成的巨大的经济上的耗费。2000 年是"健康在您手中——新千年糖尿病与生活方式"，强调民众在糖尿病防治中的重要作用，号召大家在新千年以至新世纪中，主动、认真地参与到糖尿病防治事业中来，采取科学、健康的生活模式，预防和治疗好糖尿病。进入 21 世纪，糖尿病日的口号与糖尿病并发症及糖尿病防治策略密切相关。2007 年，世界卫生组织将"世界糖尿病日"更名为"联合国糖尿病日"，使糖尿病日从民间行为变为国家行为。2016 年，联合国糖尿病日的主题口号是："共同关注糖尿病"。我们希望全国医务人员和病人积极参加联合国糖尿病日活动，携手和糖尿病作不懈的斗争。

六、糖尿病的治疗

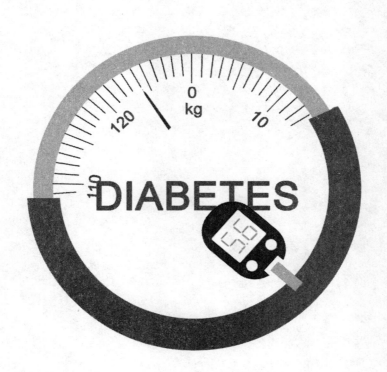

（一） 糖尿病治疗原则

118. 糖尿病并发症能不能预防？

糖尿病都可以预防，糖尿病的并发症当然也可以预防。预防糖尿病并发症的关键有两条，头一条就是及早发现糖尿病，特别是发病隐蔽的2型糖尿病，有发生糖尿病的蛛丝马迹也不要放过，而且定期进行有关糖尿病的体格检查，以期尽早发现糖尿病，不要等到糖尿病已发病多年，满身并发症时再来看病，那时并发症逆转的机会就可能大大减少，甚至丧失殆尽了。另外一条就是发现了糖尿病后不要紧张焦虑，但要认真对待，正确处理，这里尤其重要的是要把血糖控制在基本满意的水平，当然体重、血压、血脂和血液黏稠度的处理也十分重要，只要正确处理糖尿病，使病人的体重、血糖、血压、血脂和血黏长期控制在满意的水平，就可以达到延缓或者预防糖尿病并发症的目的。

119. 糖尿病并发症能不能治愈？

糖尿病本身目前既然不能根治，而糖尿病并发症又是糖尿病病人的最大威胁，那么如果已经得了糖尿病的并发症，还有没有治愈的可能呢？可以肯定地回答，如果治疗及时、正确，早期的糖尿病并发症是可以治愈的。所以说要想糖尿病慢性并发症逆转，第一是治疗及时，就是赶早不赶晚。要知道，不管是糖尿病的大小血管病变，还是糖尿病的神经病变，在早期得到良好处理的前提下，都有完全消失的可能，如糖尿病肾病病人尿中还没有出现大量蛋白时，或者糖尿病眼底病变病人眼底还没有出现新生血管之时，规范地用胰岛素治疗，这些病变也都可以逆转，医师管这种情况叫做临床治愈。第二就是治疗得当，使体重、血糖、血压、血脂和血黏维持在基本满意的水平，避免一切不利于糖尿病并发症的饮食习惯和药物治疗，而且针对并发症采取适当的处理，加速这些早期并发症的逆转是很有希望的。

120. 糖尿病的治疗目标是什么？

糖尿病治疗的目标有三条：①使病人糖、脂肪、蛋白质、水、盐及酸碱代谢保持平衡，避免糖尿病的急性并发症。具体地说，也就是使病人血糖、血蛋白质、血脂及血液黏稠度值，以及血液中的盐分和酸碱度都维持在基本正常的水平，不发生糖尿病酮症酸中毒、高血糖高渗状态等急性并发症。②使病人不得糖尿病慢性并发症，或者避免慢性并发症的进展，尽量减轻这些并发症所造成的失明、尿毒症、肢体残疾和过早死亡。③使糖尿病儿童及青少年维持正常的生长发育和学习能力，所有糖尿病病人保持充沛的精神和体力，有从事正常工作和日常活动的能力，享受和非糖尿病者一样的高质量的生活和基本相同的寿命。糖尿病治疗的这三条目标是必须做到的，也是完全可能做到的。

121. 糖尿病治疗原则包括哪些？

早在半个多世纪以前，美国有一个叫焦斯林的著名糖尿病专家就把糖尿病的治疗比作是驾驭一辆三匹马拉的战车，这三匹战马分别是饮食治疗、胰岛素治疗（当时还没有口服降糖药）和运动治疗，精辟地提出了糖尿病的综合治疗原则。根据中国自己的实践经验，我国学者又提出了糖尿病五驾马车的治疗原则，这恰恰与 1995 年和 2000 年国际糖尿病联盟对糖尿病日提出的一个人要五个小球的比喻不谋而合。总的来说，糖尿病的治疗原则应该包括以下五条：①糖尿病的教育与心理治疗，其主要目的是让糖尿病病人真正懂得糖尿病，知道如何对待和处理糖尿病；②糖尿病饮食治疗，使糖尿病病人做到合理用餐，给糖尿病的其他治疗手段奠定基础；③运动治疗，让病人长期坚持适量的体育锻炼，保持血糖水平的正常和身体的健美；④糖尿病的药物治疗，在单纯饮食及运动治疗不能使血糖维持基本正常水平时，适当选用口服降糖药或胰岛素，并根据临床需要，服用降压、调脂、降黏及其他药物，使病人维持全面正常的状态；⑤糖尿病的病情监测，使病人定期接受血、尿各项指标，心电图以及眼底检查，以期仔细了解病情，指导治疗。只要认真掌握好这五条原则，或者说驾驭好这五匹马，就能获得良好的糖尿病控制，避免急性或慢性并发症的发生和发展。

122. 儿童糖尿病治疗的特点是什么？

儿童糖尿病有许多不同于成人的特点，在谈到治疗原则时必须予以注意：①年龄小，认知性较差：儿童糖尿病病人一般发病于小学或者中学阶段，但我们也看到出生后 2 个月就得了糖尿病的例子。由于孩子小，对什么是糖尿病，糖尿病有什么危害，糖尿病应该怎么综合治疗在了解和理解上有些困难，这就要求家长和医师更加细致和耐心地帮助和指导他们和糖尿病作斗争。②饮食控制较为困难：现在的孩子嘴不馋的不多，其他同龄儿童都能吃各种好吃的东西，他们却必须受到限制，这对他们来说是一个很难接受的事情，家长和医师也应根据不同年龄的特点给予指导，提出要求。另外，少年儿童正是长身体的时候，在饮食治疗方面提倡用计划饮食来代替控制饮食。③体力活动量相对较大：孩子多爱玩好动，运动量难以控制，在这方面，家长和医师也应给予关怀，不使不动，也不使过量运动。④1型糖尿病患儿必须使用胰岛素：儿童糖尿病在药物治疗上的特点是，他们多数是1型糖尿病，要做长期打胰岛素的精神和物质准备，切勿听信巫医假药的欺骗宣传随意停用胰岛素，去试用什么根治糖尿病的"祖传秘方"或"新医疗法"，以免酿成大祸。⑤监测病情可较多地采用尿糖：和成年糖尿病病人一样，糖尿病儿童也需要经常做血糖检查，但儿童天天上学，采血比较困难，而且小胳臂小腿的，经常采血让人心疼，所幸的是儿童糖尿病血糖波动虽可较大，但他们的尿糖与血糖相符率较高，所以可以用监测尿糖的方法来观察病情的变化。⑥青春期问题：青春期是1型糖尿病好发年龄，也是血糖波动和胰岛素需要量较大的时期，对这个问题要有充分的了解和足够的重视。

123. 妊娠糖尿病治疗的特点是什么？

妊娠是一个女性即将成为母亲的幸福时期，但对糖尿病妇女来说又是一个困难又有一定风险性的阶段。治疗妊娠糖尿病第一条仍然是早期诊断、及时治疗，应提倡每个孕妇都查血糖的做法，以发现隐蔽的糖尿病。糖尿病确诊之后，首先要考虑的是对妊娠的处理，糖尿病发病年龄小、病程长、并发症重的病人应建议其引产以终止妊娠，否则对大人、孩子都十分不利。可以继续妊娠的妇女在治疗中至少应该注意以下几个方面：①多学点儿糖尿病以及怀孕、分娩和哺乳方面的知识，武装自己的头脑，以利于应付不同的情况。②饮食控制可适当放宽：糖尿病妇女是一张嘴吃两个人的饭，每天摄入的热量应该比非妊娠妇女为多，特别是富含蛋白质类的食品。③要坚持适量的运动：糖尿病孕妇也必须坚持锻炼身体，这对避免体重过度增加，对顺利分娩都是有好处的，当然运动的方式和总量要符合妊娠的特点。④全部用胰岛素治疗：除了仅用饮食控制就能把糖尿病控制很好的病例外，只要需要用药，一律使用胰岛素，原用口服降糖药的病人应一律停药，改用胰岛素治疗，以避免口服药可能造成的不良影响，如畸形、新生儿低血糖症及新生儿乳酸性酸中毒等等。最近美国研究表明，孕妇服用口服降糖药物并未造成严重后果。但我国自己的指南并未就此做出结论，所以我国妊娠糖尿病患者还是先不要在妊娠期使用口服降糖药物。⑤以血糖为指标来观测病情控制：1/3的孕妇尿糖阳性而血糖正常，更多的病人血糖并不太高而尿糖很高，容易让人误认为血糖很高而采取不必要的措施，所以糖尿病孕妇应该采用血糖监测法。⑥勤上医院检查：糖尿病孕妇有糖尿病和妊娠两种情况，比单纯的糖尿病或者单纯的妊娠要复杂得多，所以随着孕期的进展，要逐渐增加就医的次数，增加产前检查的次数，注意糖尿病孕妇及其胎儿的监测，同时做血糖、尿糖、尿常规、肾功能和腹部 B 超，并注意肝功能、血脂以及眼科的检查和治疗，以确定妊娠的周数、胎儿的健康程度、糖尿病及其并发症的程度，要选择适当的时机结束妊娠。

124. 老年糖尿病治疗的特点是什么?

老年糖尿病的诊治有以下一些特点:①需要反复、耐心地宣讲糖尿病知识:老年人听力、记忆力和反应能力下降,部分老年病人知识水平比较低,这就给一部分老年糖尿病病友掌握糖尿病防治知识和技能带来困难,他们更需要人们的关心,家属和医师应该怀有更多的爱心、耐心、细致地对他们进行糖尿病知识的宣讲,而不能嫌他们絮叨、啰嗦;②更提倡平衡饮食及少量多餐的原则,既避免热量摄取过多,又防止营养不良;③适当锻炼:要选择适合老年人身体特点的方式和总量坚持进行体育锻炼,以降低血糖、保持体重、增强体质;④药物治疗要适度:要防止高血糖、高血压、血脂异常症和高血黏对身体的影响,但要特别小心低血糖,尤其是无症状性低血糖对老年人的危害;⑤多查血糖,注意心、脑血管并发症发生的可能:老年人有时肾糖阈增高,尿糖偏低,不能反映血糖水平,所以定期检查血糖是必要的。另外,老年人发生心、脑血管病变的机会比年轻人多,也应予以足够的重视。

(二) 糖尿病病人的生活

125. 糖尿病儿童的生长发育是否会受到影响?

对于这个问题,不同时期有不同的答案。儿童糖尿病多数都是 1 型的,需要终身使用胰岛素治疗。早在胰岛素发明并用于临床之前,儿童糖尿病病人的结局往往很悲惨，他们常在很小的时候就因糖尿病酮症酸中毒或者感染而夭折。胰岛素的问世使这类病儿的预后大大改观。但是儿童糖尿病的处理确实有其复杂性，一方面他们也像成年人一样需要控制饮食，另一方面他们又正处于生长发育而需要大量营养的阶段。所以糖尿病儿童的生长发育是否会受到影响这个问题的关键，就在于是否能正确地掌握好前面所说的糖尿病五条治疗原则。我们就曾观察到这么一个现象，在 20 世纪 50 年代出生的糖尿病病人中，不少人曾有生长发育迟缓的现象，他们个子矮小，女性乳腺发育等第二性征的出现和月经来潮都比较晚。回顾当时的情况至少有两点对糖尿病儿童不利的因素，一个是对 1 型糖尿病的治疗经验不多，另一个是胰岛素的供应严重不足。而 70 年代出生于城市的患儿的生长发育则基本上不受影响，因为在他们得病时往往已是 80 年代或者更晚，儿童糖尿病的治疗经验大大丰富，胰岛素的供应也十分充足。但是在一些来自边远地区糖尿病患儿中还可能看到生长发育受阻的情况。这说明糖尿病控制对糖尿病患儿来说是至关重要的，只要使患儿得到满意的糖尿病控制，他们就能获得正常生长发育的机会。

126. 糖尿病儿童及青少年能否上学?

糖尿病的治疗目标之一就是使病人享受正常的生活，对于糖尿病儿童及青少年正常生活的主要内涵之一就是上学，患儿不但能够上学，而且应鼓励他们上学，并为他们正常读书提供有利条件。有人的子女得了糖尿病，不能正确对待，自暴自弃，对孩子放任自流。也有人惊慌失措，随便让孩子休学，或者有病乱投医，带着孩子跑遍全国，以求得根治糖尿病的良方，结果使患儿既得不到及时正确的治疗，又使他们失去了正常读书的机会，这是不可取的。患儿能按部就班地上学，首先使他们有正常学习和生活的自信心，意识到自己也能和其他儿童一样。正常地就学和规律地生活，对糖尿病的满意控制也是相当有利的。另外，目前糖尿病病人在找工作的问题上有时还存在一定困难，患儿有正常学习的机会，比较扎实地掌握一技之长，可以使他们在今后的就职竞争中处于有利的地位。所以糖尿病儿童和青少年必须上学。当然在这类儿童上学的过程中要合理安排好他们的饮食、运动和药物治疗方案，需要看病时就要去医院就医，使糖尿病控制得更好。

127. 为什么糖尿病儿童要自己参加糖尿病管理？

糖尿病是终身疾病，随着患儿年龄的增长，他们必须逐渐参与自己糖尿病的治疗和管理，才能使病情得到满意的控制。一般而言，患儿7～8岁开始，就应逐渐学会自测尿糖和尿酮体，然后再学习如何自测血糖。在医生、护士及家长的帮助下，患儿应逐渐了解自己为什么需要计划饮食，每天应该吃什么，不该吃什么，应该吃多少，逐渐培养他们在饮食方面的自我控制能力。患儿还需要了解自己应该怎样参加体育运动，如何对自己每天的饮食、运动、胰岛素用量、血糖和尿糖测定结果，对是否发生了低血糖或感染等问题进行正确的家庭记录等等。再大一些的患儿则应学会准确地抽取胰岛素、自己给自己打针，学会在医生和家长的帮助下，掌握更多的糖尿病防治知识和技能。通过学习，他们将逐渐认识到，这些知识和技能将使他们在生活中获得更大的自由度，将使他们终身受益。糖尿病患儿自己对糖尿病的知识和技能掌握得越多，他们的病情就越容易获得良好的控制，糖尿病慢性并发症也就越轻，发生得越晚。

128. 举办糖尿病儿童夏令营有什么意义？

举办糖尿病儿童夏令营对糖尿病患儿来说，是一种很有意义的活动，常使患儿受益匪浅。举办糖尿病儿童夏令营至少有以下好处：①使糖尿病患儿得到一个使他们充分享受生活乐趣的机会，有益于他们的身心健康。因为周围都是糖尿病患儿，他们同病相怜，通过共同生活，参加集体活动、野餐和郊游，结识新朋友，使他们认识到自己也能像正常儿童那样生活，自卑感减轻以至消失，变得心情开朗，这对患儿来说十分重要。②可以集中学习和交流防治糖尿病及其并发症的知识和技能，包括如何安排饮食，如何参加体育运动和游戏，如何掌握胰岛素的使用方法等等。通过共同生活，医生和护士也有机会帮助控制不佳的患儿找出原因，调整治疗，使他们的病情获得更加满意的控制。③通过集体参观，使糖尿病患儿得到一个接触社会、增加见识的机会，有利于糖尿病患儿将来过和正常人一样的生活。所以，有条件的地方，都应为患儿创造举办糖尿病儿童夏令营的机会，有志于糖尿病防治事业的企业和厂家，也都应积极赞助和支持这项工作。

129. 为什么糖尿病病人必须过有规律的生活？

糖尿病病人的生活必须规律，否则难以取得糖尿病的良好控制。人的生命活动是有一定规律、一定周期的。所以，糖尿病病人什么时候该吃饭，该吃什么，吃多少，什么时候该运动，活动量应该多大，什么时候该休息，什么时候该打针吃药，应该吃多大剂量，都是有一定之规的，随便打乱这种规律，势必会造成血糖的波动而影响病情的控制。所以糖尿病病人生活要有规律，定时、定量地进食、锻炼和用药。如该吃饭的时候不吃饭，该加餐的时候不加餐，就有可能发生低血糖症。该打针、吃药的时候不打针、吃药，又有可能使血糖升高。有的人自我控制能力较弱，干什么事一上了瘾就不管不顾了，还有的人长期上班不规律，这些对糖尿病的控制都是十分不利的。

❓ *130.* 糖尿病病人能否结婚与生育？

糖尿病在良好的血糖控制下，可以维持正常的生长发育，保持正常的学习和工作能力，享受与正常人同等的寿命，同样，他们也可与正常人一样结婚、生子。但从另一个方面来看，糖尿病病人毕竟不同于正常人，有代谢紊乱，有糖尿病慢性并发症，而且糖尿病与妊娠之间相互影响，如果处理不当，可能引起严重的后果。一般而言，结婚问题不大，主要是生育上的问题。男性糖尿病病人的生育问题也不大，问题主要发生在糖尿病妇女的生育上。女性糖尿病病人结婚固然无碍，但欲生子，必须遵照几个原则：第一是不宜多生，因为每一次怀孕和分娩都会给糖尿病妇女带来巨大的精神和身体上的负担，而且有一定风险。其次，如果糖尿病妇女打算生子，那么迟生不如早生，因为无论如何，随着病程的加长，各类并发症，尤其是肾脏和眼科并发症总会加重，所以晚生的风险更大。第三，要在血糖控制最满意之时怀孕，最好是有了怀孕的打算时就改用胰岛素积极控制好血糖。最后，在整个妊娠期间都要密切观察病情，尤其是要把血糖和血压控制在满意水平，使病人能顺顺利利生下一个健健康康的孩子来。

131. 糖尿病病人能否出差或旅游?

糖尿病病人完全可以出差或旅游。现代生活中，人们出差的机会增多，外出旅游也成为人们生活的重要内容之一，所以说享有与正常人相同的高质量生活，也包括出差和旅游。值得注意的是外出活动总会伴发一些生活规律的变化，关键问题是病人要学会在这种变化中妥善安排自己的饮食、起居，坚持用药，尽可能地减少生活规律变化对病情控制的影响。首先要注意尽量不使作息时间有明显的改变，要知道只有按时起床和休息，按时吃饭，按时服药打针，才能维持病情的稳定。有的人外出出差或旅游时生活习惯完全打乱，过度劳累，晚睡晚起，这对病人，特别是 1 型糖尿病病人是十分不利的。其次是要注意坚持饮食控制，不能吃的东西不吃，不该喝的饮料不喝，特别是不要酗酒和吸烟。有的病人在出差、旅游时就忘乎所以，或者是"磨不开面子"，结果是大吃大喝，吃甜吃咸，抽烟喝酒都来了，结果造成病情波动。第三是要避免过度劳累，出差或旅游时活动量一般都会增大，但过度劳累对病情控制是不利的，所以要予以避免，在运动量增加之时，要对饮食和药物治疗进行必要的调整。第四是按时服药，不提倡为了外出方便而改变药物治疗方案的做法。最后要注意病情监测，及早发现病情的变化以便及时处理。外出时最好随身携带尿糖和尿酮试纸，如有血糖仪用于血糖监测的话就更加方便和准确了。

132. 糖尿病病人在赴宴时应注意什么？

前面已经说过糖尿病病人在出差或旅游时的注意事项，这里再谈谈病人参加宴请时应该注意的问题。现在随着生活水平的提高，人的交往频繁，参加宴请的机会大大增多。糖尿病病人当然可以赴宴，这也是提高生活质量的一个方面，但必须时时记住自己是糖尿病病人，坚持正确的饮食治疗原则。有的人平时还能注意控制饮食，一到了宴请的场合，就不能自持了，他们不愿意让别人知道自己的病情，或者认为天天控制饮食，现在该放松一下了，或者磨不开面子经不起劝，结果是又大吃大喝，又不忌甜食，又吸烟喝酒，把一切置之脑后，结果造成病情的波动，甚至引起糖尿病酮症酸中毒，这样做对身体是很不利的，必须尽量避免。我们主张糖尿病病人不必保密，而应该坦诚地告诉别人，自己有糖尿病，让他们知道自己什么东西可以吃，什么东西不能动。即使碰上布菜、敬烟、劝酒的场合，也决不动摇，不要给别人留下"他能喝""他能抽"的印象，久而久之，也就没有人再来让您吃甜食、吸烟、喝酒了。除了自我保护作用之外，这样做还能起到一个现身说法、健康教育的作用，对其他参加宴请者也大有好处，何乐而不为呢？

133. 糖尿病病人能否参加正常的工作？

对这个问题的回答是肯定的，糖尿病病人在病情得到良好控制时，完全能够参加正常的工作，这样做至少对病人有以下几点好处：首先是让病人有机会继续为社会作出贡献，意识到自己并不是一天到晚病病歪歪的一个无用之人，而是社会所需之人，以保持工作和生活的自信心。其次是使病人得到广泛接触他人的机会，使病人增加生活的乐趣，保持心情的愉快。第三是使病人保持一定的运动量，这对降低血糖、减轻体重不无帮助。最后可使病人保持较高的收入，以减轻他们及其家庭的经济压力。但糖尿病病人不是正常人，自己必须不能忘记这一点。糖尿病病人所在工作单位的领导一方面不要认为他们得了糖尿病就丧失了工作能力，不能把他们当做包袱，不使用也不培养；另一方面也不要认为糖尿病病人"能吃能喝，不像有病"，而要在分派工作时给予他们适当的安排和必要的照顾，在工作中使他们尽量做到有规律，劳逸结合，避免过劳。有些工作对糖尿病病人不太适宜，应尽量予以避免，包括：①不规律的工作，经常变动工作时间，特别是"三班倒"的工作对病人不利，过多的夜班会打乱病人的作息时间，影响他们正常的饮食和用药，也最好不给他们安排；②危险的劳动环境，糖尿病病人的病情波动往往难以完全避免，发生低血糖以至低血糖昏迷的可能性是存在的，所以不应要求他们从事高空作业或职业驾驶员等工作，以免发生意外；③糖尿病病人可能会有些糖尿病的并发症存在，在分配工作时应注意避免可能使他们的并发症加剧的工作，如过度用眼的工作等。

134. 糖尿病病人能否享有与非糖尿病者同等的寿命？

文献报道，目前我国 1 型糖尿病病人的平均寿命约为一般人群的

80%，2型糖尿病病人的平均寿命约为一般人群的90%。这种状况比几十年前已大有改观，但离我们的期望还有差距。对糖尿病病人寿命的最大威胁不是糖尿病本身，而是它的并发症，可以说，只要他们的病情获得满意控制，使其并发症不发生或者是保持在轻度水平而不向前发展，糖尿病病人就可以享受与非糖尿病者基本相同的寿命，糖尿病病人应对此保持信心。我们经常看到有的病人因长期坚持正确的治疗和监测，直到80岁，甚至90岁以上还健在的例子。21世纪初，无论是1型还是2型糖尿病，均有长命百岁的记录。台湾的陈立夫先生患糖尿病45年，但一直活到103岁。所以说问题不在于能不能长寿，而是如何才能做到长寿。要做到健康长寿，病人要做的不外乎是前面所提到的五条治疗原则，首先是要正确对待糖尿病，保持乐观、宽厚、豁达的心态。其次是长期坚持正确的饮食、运动和药物治疗，使体重、血糖、血压、血脂和血黏度保持基本正常的水平，积极地预防和治疗糖尿病的各种并发症。第三是对糖尿病进行系统的监测，如有控制不佳或者并发症发生的情况，要能尽早发现，及时有效地予以治疗。做到这几点，糖尿病病人就也可以健康长寿了。

135. 如何看待糖尿病病人的住院治疗问题？

糖尿病病人当然有时候也需要住院治疗，包括血糖控制很不满意，血糖高低波动的原因一时找不出来，也包括因糖尿病的急性、慢性并发症，或因其他疾病而住院治疗的情况。有的病人是为了学习治疗和监测糖尿病的方法而短期入院治疗的，这些情况下病人都是有理由住院的。

但是糖尿病是一种慢性疾病，对它的治疗必须有打持久战的准备，指望短期住院治疗就可以根治糖尿病的想法是不现实的。另外，糖尿病病人在住院期间的饮食起居毕竟和不住院时不一样，往往作息时间比较规律，饮食控制比较严格，思想也比较单纯、平静，同时也能按时按量地服用药物，血糖往往比较容易得到满意控制。他们一出院就可能什么都发生了改变，饮食控制也不能严格做到了，让人心烦意乱的事也比较多了，药物也不能按时服用了，结果病情又再次波动了。所以说，糖尿病病人并不需要老是住院治疗，多数情况可以在家里处理，而且只有在家里能处理好才是真正的控制好了。也就是说，糖尿病病人对住院问题也要有个正确认识才对。

136. 糖尿病病人能否接受手术治疗？

糖尿病病人当然可以进行手术，但必须注意到糖尿病病人的特殊性，给予必要的处理。首先是手术时机的选择问题，糖尿病病人的抵抗力比较弱，手术感染的机会较多，加上麻醉和手术对于病人来说都是应激状态，都能使机体对胰岛素的需要量增多，导致血糖的波动，这对糖尿病病人是不利的。所以，糖尿病病人的手术应在血糖控制比较满意，又没有感染的情况下进行。当然，如果是急性疾病必须立刻进行手术，那就不必拖延，以免贻误病情。而且有时这些急性疾病与糖尿病控制互为因果、相互影响，手术的顺利进行也有利于糖尿病的控制。其次是手术中以及手术后糖尿病监测和处理问题也值得注意。糖尿病的满意控制不但是手术成功的先决条件之一，而且也是病人术后得以良好恢复的重要条件，所以术中和术后都必须将糖尿病控制到满意为止。对糖尿病控制不太满意或者手术中必须禁食一段时间的病人，要积极采用胰岛素治疗，以使病人顺利度过手术时期，尽快地得以康复。

137. 个人卫生与糖尿病控制的关系如何？

糖尿病病人必须注意个人卫生，因为糖尿病病人血液及尿中含糖量可能较高，加上有血管及神经并发症，发生感染的机会明显增多，这些感染很可能与糖尿病的病情互相影响，使糖尿病的控制更为困难，感染也更难痊愈，甚至造成残疾或者死亡。糖尿病的个人卫生包括经常洗澡保持全身皮肤的清洁，采用正确的方法坚持刷牙以保持口腔的卫生，定期进行外阴部的洗涤以保持泌尿生殖道口局部的卫生，经常用温水洗脚以保持足部的卫生等等。有了皮肤及其他部位的感染也必须尽早给予正确的治疗，以防感染扩展、蔓延或持续不愈，引起严重的后果。

138. 医务人员应如何对待糖尿病病人？

人们常把医务人员称为白衣天使，说明病人对医务人员的崇敬、信任和期望，从事糖尿病防治工作的医务人员必须不辜负广大病人的信任，胸怀一颗爱心，对病人充满同情心，耐心、细心地为糖尿病病人服务。但是糖尿病不同于其他很多疾病，它的特点就是必须长期坚持综合治疗的原则，而这些原则，特别是饮食和运动疗法，没有病人自己的认可和支持，几乎是无法做到的。所以有人说"糖尿病病人第一个医师就是他自己",这是十分贴切的说法。这就要求医务人员,特别是从事糖尿病工作的医师、护士、营养师和药师,要不遗余力地向糖尿病病人进行有关糖尿病的健康教育,使病人真正了解糖尿病的病因和症状,以及它的治疗与检测方法,取得病人最大程度的理解与合作,才能长久获得良好的糖尿病控制。

139. 糖尿病病人的家属应如何配合治疗?

糖尿病病人不是在真空中生活,他们每天都在参与社会生活,他们每天都要和人接触,对他们影响最大的就是糖尿病病人的家属。所以糖尿病病人的家属对其病情的控制有着义不容辞的责任。首先,家属必须要理解和关心糖尿病病人,而不要因怕脏、怕麻烦而嫌弃他们。要为糖尿病病人提供一个亲密和谐的家庭环境。其次,要认识到控制好糖尿病病人的病情,避免糖尿病的各种并发症是糖尿病病人及其家属的共同利益所在,自觉鼓励和帮助病人调整好心态,搞好饮食控制和体育锻炼,督促他们按时服药,并做好糖尿病的监测,使他们的病情得到最为满意的控制。第三,糖尿病的家属要不断学习糖尿病的防治方法,丰富有关糖尿病,特别是观察和处理糖尿病酮症酸中毒和低血糖症等急性并发症的经验,以便一旦发生,即可立即给予必要的处理。

140. 社会应如何看待糖尿病病人?

细想起来,糖尿病病人是十分值得同情的,他们和其他人一起诞生到这个世界上来，却必须终身忍受糖尿病及其并发症带来的各种痛苦，他们不能随心所欲地吃饭，必须不吃这个，少吃那个，必须被迫坚持体力活动，必须得终身打针吃药，还必须得采血留尿，检查这个，化验那个。所以，我们大家都必须给糖尿病病人以更多的爱心，更多的关怀，更多的帮助。遗憾的是，现在我们的社会为糖尿病病人所做的还是太少了。笔者认为，这也就是国际糖尿病联盟把 1998 年糖尿病日口号定为"糖尿病病人的权利"的初衷。患有糖尿病的青少年在入学上有困难，不少成绩优秀的青少年被关在大学的校门之外。有些机关和企、事业单位宁可接受残疾人，也不愿意接受糖尿病病人。还有不少病人在医疗费用的报销上得不到保证，给他们的治疗带来很多困难。所以，我们呼吁全社会行动起来，与歧视糖尿病病人的现象作斗争，给予糖尿病病人更多的关心和帮助，给他们创造更好的学习和工作的条件，使他们能够像健康人一样享受丰富多彩的高质量生活。

141. 天气变化对糖尿病控制会有什么影响？

多种因素都可能影响糖尿病的控制，天气变化也是众多影响因素之一。控制不好的糖尿病病人对天气变化的抵抗力下降，在气温发生变化时，病人容易发生感冒或其他疾病，这些继发疾病和糖尿病互相影响，使糖尿病难以控制，继发疾病也不易治愈。糖尿病病人在冬季血糖比较难以控制，这主要是由于冬季寒冷，刺激糖尿病病人肾上腺素和肾上腺糖皮质激素的分泌，而这些激素又能促使肝内储藏的糖分释放，还使肌肉等组织对糖分的吸收和利用减少，结果导致血糖的升高。所以糖尿病病人在冬季应更加注意病情的监测和控制。同样，夏天对糖尿病病情控制也有不利影响，主要是因为夏季天气炎热，可能影响病人的饮食和睡眠，进而影响血糖的控制。另外，夏天各种冷饮和水果上市较多，有的病人经不起这些美味食品的诱惑，抱着侥幸一试的思想食用含糖冷饮，或者大量进食含糖量较高的水果，这也可能引起血糖的波动，值得注意。

（三） 糖尿病健康教育与心理治疗

? *142.* 为什么要进行糖尿病健康教育？

1995 年，世界卫生组织对糖尿病防治提出的口号是"减轻因为对糖尿病无知而付出的代价"，这个口号道出了糖尿病教育对防治糖尿病的极端重要性。目前，因为对糖尿病的无知付出的代价实在是太惨重了。有人发现，多数糖尿病病人得到明确诊断之时，实际上已在不知不觉中患糖尿病多年，许多病人已经有了相当严重的糖尿病慢性并发症，甚至已接近失明、肾功能衰竭或截肢的边缘。许多人对糖尿病的危害一无所知，觉得"能吃能睡，不痛不痒"，"没什么了不起"，结果贻误了病情。许多人不知道糖尿病应怎样检查，怎样处理，或者有病乱投医，随便听信一些巫医假药的欺骗宣传，使病情一直得不到正确的治疗而任其发展。所以，大力宣传糖尿病防治知识，使之做到家喻户晓，人人皆知，懂得糖尿病应该如何预防、如何检查、如何治疗是极为重要的。现在进行一些糖尿病教育，就会使糖尿病的发生率、致残率及致死率明显下降，使个人、家庭、单位以至国家免受很大的损失。目前，糖尿病的教育工作不是做得太多，而是做得太少。有些人看不起糖尿病宣传教育工作，认为水平太低，不值一提，这种观点是极为错误的。

143. 糖尿病教育的内容包括哪些？

糖尿病教育的内容包括广大群众、糖尿病高危人群、糖尿病前期者和糖尿病病人所需要了解的一切知识。首先是对广大群众的糖尿病教育，以使国人真正了解什么是糖尿病，我国目前面对的糖尿病患病率急剧增高的真相如何，糖尿病对个人、家庭和国家的危害到底有多大，全民应如何避免糖尿病的流行。特别值得注意的是要使我国各级政府的领导者和决策人员真正认识和正确对待糖尿病的问题，使我国的糖尿病防治成为一种政府行为。对于糖尿病的高危人群，更应该加强糖尿病的教育，因为他们是糖尿病病人队伍的后备军，使他们不发生糖尿病，就可以极大地降低糖尿病的患病率。如果本地区目前尚无能力进行全民糖尿病宣传教育，加紧对糖尿病高危人群进行教育是一种省力而有效的糖尿病预防措施。血糖增高者是一些接近糖尿病边缘的人群，让他们不得糖尿病是降低糖尿病患病率的最后关口，所以对血糖增高者进行糖尿病的知识教育更为重要，教育的重点是糖尿病的症状，糖尿病监测、预防和治疗方法。最后是对糖尿病病人的宣传教育，重点在于糖尿病病人的心理、饮食、运动、药物治疗和糖尿病病情监测的原则，糖尿病病人的管理方法，如何预防、诊断和治疗糖尿病的急性和慢性并发症等等。

144. 应如何正确对待糖尿病?

如何正确对待糖尿病是糖尿病心理治疗的核心内容,不能坚持正确对待糖尿病,病情的良好控制就无从谈起。多数糖尿病病人都能正确对待糖尿病,但也有些病人不能正确对待他们的病情。有两种不良倾向是必须避免的:一种是对糖尿病"满不在乎",这种人根本不了解糖尿病及其危害的严重性,对糖尿病采取不承认、不检查、不治疗、听之任之的做法,这样的人势必将会为这种满不在乎付出沉重的代价;另一种是"过分在乎",这种人对糖尿病是怨天尤人、悲观失望,或者是紧张焦虑、有病乱投医,致使病情也得不到满意控制。糖尿病病人对待糖尿病,应该采取"既来之,则安之"的态度,保持开朗、平静的心理。要采取"在战略上藐视,在战术上重视"的原则。对糖尿病不要害怕,不要惊慌失措,而要有战胜疾病的坚定信念,有"与病共存,健康长寿"的信心。在具体防治措施上,又要一丝不苟,认真对待。有人说糖尿病病人要永远记住自己是糖尿病病人,永远不忘乎所以;又不要老是想着自己是糖尿病病人,老是拿不起、放不下,这是很符合辩证法的思维方式。

145. 精神紧张对糖尿病控制有什么影响?

人不同于动物,人是有复杂的思想和心理活动的,所以心理治疗对糖尿病控制至关重要。一方面精神紧张可能造成病情波动,另一方面血糖波动又会引起精神紧张，结果陷入恶性循环的怪圈。精神紧张、焦急忧虑、愤怒、恐惧等都会使交感神经兴奋性增强，体内的肾上腺素和肾上腺糖皮质激素等升血糖、升血压激素浓度急剧升高，血糖、血压上升，血脂分解加速，甚至会造成酮症。反过来血糖升高、酮体阳性又会加重病人的心理负担，使病人心慌意乱，进一步刺激交感神经。对这种情况，我们应采取双管齐下的方法加以处理。一方面要劝导病人保持思想乐观、情绪稳定、心理平和、处事冷静、待人宽厚，也宽以待己。另一方面积极找出引起病情波动的其他原因，并予以纠正，尽快使血糖得到满意的控制。

（四）糖尿病的饮食治疗

？

146. 糖尿病饮食治疗的重要性如何？

如果把糖尿病的治疗比作是五匹马拉一套车的话，那这五匹马必然有主有次，其中必有一匹是驾辕之马，其余为拉套之马。笔者认为，糖尿病的饮食治疗就应该是这套车的驾辕之马。也就是说饮食治疗对糖尿病控制是最为重要的，任何一种糖尿病类型，任何一位糖尿病病人，在任何时间内都需要进行糖尿病的饮食治疗。可以说，有的病人可能不需要药物治疗，个别病人可能无法进行体育锻炼，但对任何一个糖尿病病人来说，没有饮食治疗，就没有糖尿病的满意控制。糖尿病病人都有不同程度的胰岛素合成和分泌能力的下降，如果摄取热量过多，餐后血糖就可能升得很高，以至达到严重危害健康的水平。另外饮食不当，摄取热量过多，也可使病人的血压升高、体重增加，而这些改变对一个糖尿病病人来说都是十分有害的。所以每个糖尿病病人都必须把合理控制饮食作为同疾病作斗争的必要手段，终身进行饮食治疗。顺便说一句，饮食控制不只对于糖尿病病人，而且对每一个中年以上的人，甚至中青年来说，都是十分有利的养生之道。

147. 近年来我国人民膳食中能量来源有哪些变化？

改革开放 30 余年来，我国经济状况发生了巨大的变化。人民生活水平提高的幅度之大和速度之快，是我们这些"过来人"在 30 多年前都难以想象的。生活水平的提高首先就表现在"吃"上。30 多年前，我们还生活在票证的世界里，吃粮要粮票，吃油要油票，吃肉要肉票，甚至吃点儿鸡蛋、粉条、芝麻酱都得要票。即使吃粮，也不能随心所欲，您想用面票买米，或者用粗粮票买细粮，那是奢想。现在票证全部取消，物资十分丰富，商品琳琅满目，即使对生活不富裕的人来说，吃也不再令人发愁了。统计资料表明，30 多年来，人民膳食中能量来源已经发生了显著变化，植物性食物减少，动物性所谓"热量密集型"食品的比例升高。这种生活水平的提高，生活模式的变化一方面是好事，说明我们已经步入小康的境界，另一方面，如果处理不当，也会带来负面影响，造成人们热量摄取过多，体重增加，与肥胖相关的疾病，如高血糖、高血压、血脂异常症、高血黏、冠心病和脑卒中的发生率剧增。据笔者调查，1979 年我国人口中正常体重者占 86.7%，超重和肥胖者仅为 13.3%；17 年后的 1996 年，正常体重者的比例降至 75.3%，而超重和肥胖者增加到

24.7%，北京成人中肥胖和超重者已近总人口的一半。可见，热量摄取过多以及由此而来的肥胖成为糖尿病患病率急剧增加的重要原因。

148. 糖尿病饮食治疗原则包括哪些?

糖尿病病人的饮食控制原则大致可包括以下内容：①控制总热量：要明白，糖尿病病人的饮食控制绝不像有些人理解的那样，仅仅是主食控制，而是还包括对副食特别是肉类、脂肪类等含热量较高的食品的综合控制，使每天摄取的热量保持在适宜的水平，以满意控制血糖和体重。合理安排各种营养成分，对于糖尿病病人来说，碳水化合物、脂肪和蛋白质都是必要的营养成分，必须合理分配，避免过食或者偏食，按所提供的热量计算，碳水化合物、脂肪和蛋白质提供热量分别应占总热量的55%、25%和20%左右，避免那种粮食越吃越少，而肉类和脂肪越来越多的倾向。②少量多餐，对糖尿病病人来说是一种很好的饮食习惯，可使血糖维持在基本正常的水平，餐前血糖不至于太低，餐后血糖也不至于太高，血糖比较稳定。具体来说，应做到"一天不少于 3 餐，一餐不多于 2 两"的进食方法，每天进主食超过 6 两者，宁可多吃几餐，也不要每顿吃得太多。③高纤维饮食，这类饮食利于保持餐后血糖不至于太高，而且还有降低血压、血脂、体重和通便作用。④饮食清淡："清"是指低脂少油饮食，"淡"是指不甜不咸饮食，具体地说是不吃糖、少吃盐，这对控制体重、血糖、血压、血脂和血黏十分有益。⑤少喝酒、不吸烟，对糖尿病病人来说是非常重要的，这个问题后面还将提及。

149. 如何计算糖尿病病人一天应该摄入的总热量?

糖尿病病人必须进行总热量的控制,那么他们到底应该怎样决定每天应摄取多少热量呢? 一般来说,糖尿病病人的总热量取决于年龄、性别、体重、体力活动强度、血糖高低,年纪轻、男性、体重较轻、体力活动量大、血糖较低者每天摄取的热量可稍偏大一点儿,反则反之。如果病人正处于儿童期、青春期、妊娠期、哺乳期,每天摄取的总热量,特别是蛋白质摄入量还可以更多一些。习惯上按体重和体力活动的情况每天每千克体重(指病人应有的标准体重)摄取的总热量可在 15 ~ 50 千卡,详细计算方法见下表:

体重	热量(千卡)			
	卧床	轻体力	中体力	重体力
消瘦	20 ~ 25	35	40	45 ~ 50
中等	15 ~ 20	30	35	40
肥胖	15	20 ~ 25	30	35

病人可根据自己的体重特点以及每天的活动强度,先计算出每天自己到底应该摄取多少热量,然后再进一步计算自己对各种食物应该吃多少才比较适宜。一般而言,糖尿病病人主食量以每日 200 ~ 400 克为宜,肉食以每日 50 ~ 150 克为宜。记住,这里说的"克"是生食,即米面和生肉,而不是熟食,米面做成熟食重量增加 50% ~ 100%,肉食则减轻 30% 左右。

150. 糖尿病病人能吃糖吗？

糖尿病病人不宜吃糖，这是显而易见的，这里的糖指的是单糖和双糖这些简单糖类。正常人餐后血糖也会升高，但由于体内胰岛素水平也可随之升高，所以他们的血糖不至于升至不正常的高度。糖尿病病人存在着胰岛素的相对不足或者绝对缺乏，血糖升高时没有能力使之迅速降至正常水平，高血糖对身体是有害的，是造成急、慢性并发症的重要原因之一。另外，高血糖对胰岛也有很大的毒性作用，使胰岛素分泌功能变得更差，结果造成恶性循环。所以糖尿病病人还是不宜吃糖的。大家知道，血糖是指血液中的葡萄糖，平常所说的蔗糖、麦芽糖和果糖又不是葡萄糖，糖尿病病人是不是就可以吃了呢？这要从这些糖类在体内如何转化谈起。如前所述，蔗糖、麦芽糖和乳糖在体内的分解产物中都有葡萄糖，所以糖尿病病人不能吃。果糖虽不是葡萄糖，又能刺激胰岛素分泌，有人认为糖尿病病人可以吃果糖，但果糖的结构和葡萄糖很接近，在体内能通过分子重排而转化为葡萄糖，所以也不宜多吃。糖尿病病人不宜食用的食品包括白糖、红糖、冰糖、麦芽糖、水果糖、巧克力糖、蜂蜜（包括较大剂量的蜜丸中药）、蜜饯、含糖饮料、含糖糕点等等。当然，不能吃糖并不意味着不能吃甜味剂，这个问题下面还要提及。

151. 糖尿病病人可用哪些甜味剂？

有些糖尿病病人很爱吃甜味食品或饮料，剥夺了吃甜的乐趣，对他们是一种很大的痛苦。为此，科学家就陆续发现或者发明了一些甜味剂，使糖尿病病人既能享受吃甜的乐趣，又能免除因吃糖而造成的血糖升高。甜味剂有甜味的口感，但不是糖类，故不会影响血糖的含量。食用甜味剂不仅不会引起血糖波动，而且不增加食用者热量的摄入，所以可使他们免受体重增加、血脂紊乱、血黏升高或龋齿加重的威胁，因此不只适用于糖尿病病人，而且适合于肥胖者和所有中老年人。糖尿病病人可用的甜味剂包括以下几类：①木糖醇：本品味甜而吸收率低，而且它在体内的代谢过程不需要胰岛素的参与，所以吃木糖醇后血糖上升速度远低于食用葡萄糖后引起的血糖升高，但木糖醇在肠道内吸收率不到20%，所以吃多了可能引起腹泻；②甜叶菊类：是从一种甜叶菊中提取出来的甜味剂，甜度比蔗糖高300倍，食用后不增加热量的摄入，也不引起血糖的波动；③果糖：是一种营养性甜味剂，进入血液以后，能一定程度地刺激胰岛素的分泌，而且果糖代谢过程的开始阶段不需要胰岛素的作用，加上果糖的甜度很高，少量食用既可满足口感，又不至于引起血糖的剧烈波动，但进食过多，也还是会影响血糖；④糖精：是一种老的甜味剂，完全不是糖类，甜度很高，但用量过大就会变苦，而且有害于健康；⑤氨基糖或蛋白糖类：是由苯丙氨酸或天门冬氨酸合成的物质，是一种较新的甜味剂，甜度很高，对血糖和热量的影响不大。

152. 什么是血糖指数和血糖负荷？

血糖指数（GI）是一个衡量各种食品对血糖可能产生多大影响的指标。具体的测量方法就是吃一定量的某种食物，测量吃后几个小时内的血糖水平，计算血糖曲线下面积，和所测量的相当量的葡萄糖后血糖曲线下面积进行比较，这个比值就叫做血糖指数。血糖指数的高低与各种食物的含糖量、消化、吸收和代谢情况有关，含糖量高、消化得快、吸收得多、代谢得慢的食品血糖指数就高。所以说，血糖指数对决定各种食品的摄入量有一定指导意义。比如说，根据北京协和医院的测定结果，当葡萄糖血糖指数为100%时，血糖指数高于95%的有糯米、粳米、高粱和面粉，在90%~95%的有籼米、小米和绿豆籼米混合物，在90%以下的有芸豆玉米混合物、燕麦片、荞麦，而莜麦的血糖指数则低于80%。糯米、大米、白面的血糖指数高于燕麦和莜麦，这就要求我们在吃糯米、大米、白面时，量可适当减少。如能每天吃一点儿莜麦或燕麦等粗粮，则有利于血糖的控制。蔬菜、水果、蛋类、豆制品和肉类的血糖指数要比粮食低，对血糖的直接影响就比较小。血糖负荷（GL）＝血糖指数（GI）×含糖量，血糖负荷比血糖指数能更好地反映食物对血糖的影响，血糖负荷≥20为高血糖负荷食物，对血糖影响大；血糖负荷在11~19为中血糖负荷食物；血糖负荷≤10为低血糖负荷食物，对血糖影响小。

153. 粮食的烹调方法对血糖有什么影响？

各种粮食对血糖的影响不同，那么各种粮食的烹调方法对血糖到底有没有影响呢？这是一个十分有趣，而且有实用价值的问题。有人发现，烹调方法确实对血糖有影响，总的来说粮食做得越稀、越烂，消化、吸收得就越快、越充分，对血糖的影响也就越大。比如说，100克大米如果做成干饭，血糖升高的程度就不如同样100克大米熬成稀粥吃下去对血糖影响的那么大。可见，影响血糖的不只是粮食的种类和粮食的量，而且粮食的烹调方法也有影响。所以，在选择烹调方法时也应予以考虑。当然，笔者并不是说糖尿病病人不能喝粥，其实粥是个很好的食品，量大，容易饱腹。虽说血糖指数较干食大，但您很可以少吃。比如说 50 克粥与 100 克干食同样能饱腹，而前者对血糖的影响肯定低于后者。顺便告诉大家一点儿小信息：食物的生熟重量不同，50 克米能蒸出 130 克米饭；50 克面蒸出馒头有 75 克；而肉则是越做越轻，50 克生肉烧熟还剩 35 克。我们平时说的主食指的是粮食，肉说得是生肉，而不是熟食。

154. 糖尿病病人每天吃多少粮食比较适宜？

糖尿病必须控制主食，那是不是每天吃的粮食越少越好呢？实际上并非如此。若干年前有人认为西方以副食、肉类、脂肪为主的饮食习惯有利于血糖控制，后来发现西方饮食热量过高，肉类和脂肪比例太大，对控制体重，降低血压、血脂和血黏十分不利，继而使血糖升高。而东方传统饮食以粮食为主，各种成分比较合理。现在多数人主张糖尿病病人饮食热量组成中，粮食所占的比例在 55% 左右比较适宜。具体地说每个糖尿病病人每天主食摄入量一般应在 200 ~ 400 克，男性，年纪轻，偏瘦而且体力活动量较大者可以每天进主食 350 ~ 400 克，女性，年龄大，偏胖而且体力活动量较小者每天宜进主食 200 ~ 250 克。此处主食是指生粮食的干重，而不是成品主食的重量。开始时，病人或家属可准确称量一定量的干粮食，做成米饭或者面食，以对这些粮食制成的主食有个重量或体积上的比较确切的概念，以后则可以此为准。在计算主食入量时，少量的豆腐、粉条、土豆、红豆、绿豆可不予计算，但在较大量进食此类食物时，还应适当减少主食量。

155. 少量多餐对糖尿病控制有什么好处？

前面已经说了，糖尿病饮食控制原则之一，就是少量多餐。少量多餐确实对血糖控制十分有利，有的时候病人血糖控制不满意，医生所调整的就是从每天2～3餐改为4～5餐而已，虽然进食量并没有减少，也没有调整药物，病人的血糖却从此变好了。"少量"的意思是每餐少吃点儿，这样就不至于使餐后胰岛负担过重，血糖也不至于升得太高，也就是说避免了餐后高血糖。"多餐"则是多吃几顿，或在两餐之间加上一次缓冲餐，这样既可以避免药物作用高峰时出现低血糖，也可避免一天饮食总量过少，影响人的体力和体质。如前所述，进主食时，宜少量多餐，最好每天不低于3餐，每餐不超过100克主食，如每天进主食300克以上，最好采用每日4、5餐甚至6餐的方法。有人早餐不吃主食，说"不是控制饮食吗？我不吃早点，少吃一顿成不成"，结果中午或晚上饥饿难忍，把早上省下来的全又都吃回去了，反而吃得很多，这不是一种好的饮食习惯。我们要求少量多餐，比如一个人一天吃主食300克时，每日三餐每餐100克的方法就比早餐不吃，中午和晚上各吃150克更有利于血糖控制。如果一个人每天应该进350克主食，那就最好分成4餐或5餐食用。加餐也可以用水果、鸡蛋、豆制品等对血糖影响较小的副食来代替主食。

156. 什么样的饮食中膳食纤维含量比较丰富？

高纤维饮食又称为多渣饮食，指含膳食纤维较多的饮食。饮食每天所提供的膳食纤维应该不低于 30 克。富含膳食纤维的食品包括：①粗粮：如玉米、小米、高粱、荞麦、燕麦、莜麦、细麸和各种干豆类。非精制米、面以及小米含膳食纤维 3%~5%，高粱米、玉米渣含膳食纤维 7%~8%，燕麦、荞麦、玉米面等含膳食纤维 10%~13%，绿豆中含膳食纤维在 20% 以上；②蔬菜：如芹菜、韭菜、白菜、油菜、豆芽菜、笋类和萝卜等；③水果：多种干、鲜果品；④菌藻类：如木耳、蘑菇、海带、紫菜等等，其中紫菜、干蘑菇和黑木耳中含膳食纤维高达 20% 以上，海藻类食品中也含较大量的膳食纤维；⑤其他：如魔芋、琼脂和果胶等，其中魔芋盛产于我国各地，食用部分为根茎，富含膳食纤维，主要成分是葡萄糖甘露聚糖，用魔芋精粉制成的魔芋挂面或魔芋豆腐为良好的糖尿病食品。食用高纤维饮食可增强胃肠蠕动，吸收水分，产生挥发性脂肪酸以利大便的排出，同时还能使粪便中胆汁酸排泄增多，血胆固醇水平降低，并能延缓或减少糖类的吸收，有通便、调脂、降糖和降黏等作用，有利于糖尿病病人病情的控制。

157. 糖尿病病人应怎么吃粗粮？

年纪较大的人可能还记忆犹新，二十世纪六七十年代我国不但粮食是定量供应，而且还分米票、面票和粗粮票，您想不吃粗粮都不行。可是近年来，随着生活水平的提高，大家的主食都已变成以大米、白面为主，玉米、高粱等粗粮在主食中的比例逐渐减少，燕麦、莜麦、荞麦、苦荞麦这些原来谁都不爱吃的东西则成为稀罕之物。实际上这些粗粮对糖尿病的控制十分有利，这类食品比例减少，也是造成肥胖、糖尿病、高血压、血脂异常症，甚至高血黏的原因之一。所以，应该鼓励大家食用粗粮，返璞归真。当然，如果天天顿顿都吃粗粮，对不少人来说是难以接受的，那样吃反倒不能持久。笔者就见过有的糖尿病病人得病初期心怀恐惧，决心不吃细粮，天天粗茶淡饭，每顿都只吃粗粮，结果没几天就受不了了，又变成完全不吃粗粮，这样就不太好。最好是粗细搭配，混合食用，比如说每天吃1~2顿粗粮，或者每顿吃一半粗粮等等。

158. 糖尿病病人应怎么吃豆类及豆制品？

豆类也是中国人的重要食品之一，但不同的豆类都叫"豆"，含糖量不一样，比如说黄豆，含糖量就比较低，而膳食纤维却很高，所以黄豆粉和面粉做的混合食品，就受到很多糖尿病病人的欢迎。豆浆、豆腐和豆制品主要是用黄豆制成的，只要吃的不过量，可以不计作主食。但是如果每天吃黄豆制品在50克以上，或者吃豆腐在200克以上，就要适当减少主食入量了。绿豆、红豆和芸豆等相对来说含糖量比较高，吃多了这类豆时要适当减少主食入量。当然，绿豆粥、红豆粥和芸豆粥以及不甜的八宝粥和米粥含糖量相近，还是可以食用的。如前所说，红豆粥、绿豆粥和芸豆粥比较烂，吸收较快，有些人不能多吃。粉条、粉皮等是用含糖量较多的豆类或者薯类制成的，吃的时候应适当减少主食进量。

159. 糖尿病病人能吃薯类食品吗？

　　薯类包括土豆、白薯、山药、芋头，也可以把荸荠、菱角、凉薯等算作薯类。有人很爱吃薯类食品，而且这类食品中含有较多的维生素和微量元素，的确是一种好食品。但是这些食品中多数含有较多的糖分，所以不宜多吃。土豆、山药、芋头等只能少量吃点儿，解解馋而已，或者是做菜用，食用量较大时也应适当减少主食。有人说，山药不是一味能滋阴、补肾、治疗糖尿病的中药吗，六味地黄汤里面都有山药，您怎么说山药不能多吃呢？这是因为六味地黄汤中山药量是有限的，也就是几钱而已，而且经过加工，如果您要把山药当食品，那几钱就肯定打不住了，就会对血糖产生一定影响了。另外，白薯比较甜，含糖量在20%以上，吃后可能对血糖产生较大的影响，所以虽然白薯营养价值很高，糖尿病病人还是最好少吃。

160. 糖尿病病人如何摄入脂肪比较适宜？

　　脂肪是身体重要的热量来源，对某些脂溶性维生素的吸收来说必不可少，脂肪又是体内许多代谢过程的重要原料，对血糖的直接影响也小于碳水化合物，所以说糖尿病病人每天摄入适量的脂肪相当重要的。但是脂肪摄入过量，则可对病人产生不利的影响。首先是血脂可能会发生素乱，具体地说就是血液中甘油三酯、总胆固醇和低密度脂蛋白胆固醇等坏血脂升高，而高密度脂蛋白胆固醇这种好血脂反而降低。血脂的重要来源之一就是饮食中的脂肪，脂肪摄入过多，显然有引起血脂异常症的可能。其次是脂肪含热量是各种食物中最高者，一般而言每克脂肪可提供9大卡的热量，而热量摄取过多，势必使人发胖，增加机体对胰岛素的需要量，进而造成血糖升高。所以糖尿病病人必须限制每天脂肪入量。如前所述，每天使食物中脂肪提供的热量保持在总热量的25%左右比较理想。一般人每天摄入油脂总量不宜超过75克，其中植物油不超过50克，动物油不超过25克就不算多。炒菜不要搁油太多，弄得油汪汪的，最好少吃煎、炒及油炸食品，而多吃煮、蒸和凉拌食品，以减少每天脂肪的入量。

161. 什么样的脂肪对糖尿病病人较为有利？

脂肪摄入不只有量的问题，质的问题也很重要。前面已经谈到，动物脂肪中饱和脂肪酸含量较高，有比较明显的造成血脂素乱、增加体重的作用。不同动物脂肪中饱和脂肪酸的比例有所不同，其中猪、牛、羊油中饱和脂肪酸的含量更高，鸡、鸭脂肪中饱和脂肪酸含量次之，不饱和脂肪酸含量较高，而鱼油中饱和脂肪酸含量较少，不饱和脂肪酸，尤其是多不饱和脂肪酸含量丰富。植物脂肪指植物油，如菜子油、豆油、玉米油、花生油、葵瓜子油和橄榄油，还包括富含植物脂肪的坚果类，如花生、瓜子、核桃、腰果等等，其中含有大量的不饱和脂肪酸，包括分子中含有两个以上的不饱和键的多不饱和脂肪酸，对身体比较有利。

一般认为，食物中饱和脂肪酸、不饱和脂肪酸和多不饱和脂肪酸各占1/3比较适宜，也就是各占总热量的8%。值得注意的是，不饱和脂肪酸也是脂肪，过多食用也会增加热量。所以有人以为植物油，包括花生、瓜子等零食可以滥吃无度，这种看法是不正确的。

品种	饱和脂肪酸（%）	单不饱和脂肪酸（%）	多不饱和脂肪酸（%）
猪油	42.7	45.6	8.5
牛油	51.6	42.1	6.3
羊油	62.6	33.5	3.9
奶油	58.3	48.4	5.8
鸡油	25.9	45.8	26.0
菜子油	4.5	74.0	21.5
花生油	19.9	42.5	37.6
豆油	14.8	20.9	62.8

162. 胆固醇对糖尿病病人有什么影响？

现代人往往对胆固醇谈虎色变，以为它是有百害无一利的东西，实际上这是一种偏见。胆固醇过高是有促进动脉硬化，增加糖尿病病人心、脑、下肢血管并发症的危险，但它同时也是人体必不可少的营养成分之一。胆固醇是机体细胞膜的重要组成成分，是合成维生素 D 和有助于消化作用的胆酸的重要来源，也是体内合成肾上腺皮质激素（包括醛固酮、肾上腺糖皮质激素和性激素）的重要材料。体内缺乏胆固醇，会影响细胞膜的稳定性，还影响这些激素的合成。而且，胆固醇不只是来自食物，大部分是体内自己合成的，故即使限制胆固醇的入量，仅能部分地降低血胆固醇水平。所以，限制胆固醇是相对的，主要适于血胆固醇较高的病人，如血胆固醇高于5.7毫摩尔/升（230毫克/分升），或者对机体有害的低密度脂蛋白胆固醇较高，而对机体有保护作用的高密度脂蛋白胆固醇水平较低的病人。对糖尿病病人的胆固醇要求较严，如血胆固醇高于4.5毫摩尔/升（180毫克/分升），就需要控制食物中的胆固醇。一般病人只要少吃含胆固醇太高的食品，如动物内脏（特别是猪脑、牛脑、羊脑）、蛋黄（每天最好不超过1个蛋黄为宜）、鱼子、虾蟹等就可以了。除动物胆固醇外，植物中也含有胆固醇，被称为豆固醇和谷固醇，它们在肠道内吸收不多，有降低血胆固醇的作用，对身体是有利无害的。

163. 糖尿病病人如何摄入蛋白质比较适宜？

由于胰岛素分泌的相对或者绝对不足，蛋白质的消耗增加，合成减少，糖尿病病人的蛋白质需要量大于正常人，所以每天蛋白质摄入量至少不应低于正常人。可按蛋白质提供总热量的20%，或简单地按每天每千克体重摄入蛋白质1克计算，成人每天蛋白质入量50～80克，消瘦者、病情控制不好者或孕妇每天蛋白质入量要在此基础上再增加15～25克。儿童正处于生长发育阶段，需要的蛋白质更多，约每天每千克体重2～3克。我国目前仍以植物性食品为主食，每100克谷物中含蛋白质7～10克，有点儿不足，还需补充些富含蛋白质的食品。豆类或豆制品中含有不少植物蛋白质，成人每天进食豆制品1两（50克）或豆腐4两（200克）左右即可。动物性蛋白质是饮食中必不可少的优质蛋白质，成人每天摄入各种肉类 2 两（100 克），即可提供足量的动物蛋白质。如病人血脂正常，每天进食 1 个鸡蛋或鸭蛋，对补充动物性蛋白质也很有帮助。

164. 糖尿病病人怎么吃肉较为适宜？

肉类是人体蛋白质的主要来源之一，含有大量的优质蛋白，与植物提供的蛋白质相比，动物蛋白更接近于人体蛋白质，更容易被人体消化、吸收和利用，而且肉食中含必需氨基酸、维生素和微量元素也比较丰富。另外，肉食含热量较高，有利于主食的控制。人都有这种体会，吃了肉食，肚子里有了"板油"，就不那么爱饿了。而只进素食，肚子里比较"寡"，容易饿。因此，适当吃肉对糖尿病病人是有利无害的，一般而言，男性需要的肉类多于女性。当然，从另一个角度来看，肉食含热量及脂肪较多，过量食用对控制血糖、血脂和体重不利。所以说糖尿病病人吃肉要适量，一天有个 2～3 两（100～150 克）就可以了。也就是以肉丝炒菜为主，少吃炖肉、蒸肉和涮肉。至于吃哪种肉比较合适，应该说糖尿病病人各种肉都能吃，但是从蛋白质结构与人类接近与否，以及是否富含不饱和脂肪酸的角度来看，鱼肉好于鸡、鸭、鹅肉，后者又好于猪、牛、羊肉。所以有人说，高血压、血脂异常症及糖尿病病人进食肉类时，"吃四条腿（畜）的不如吃两条腿（禽）的，吃两条腿的不如吃没有腿的（鱼）"，这是有一定道理的。当然，四条腿的健康肉也有，如兔肉和驴肉，只是吃这些肉的机会较少而已。如果每天 150 克肉，最好四条腿、两条腿和没有腿的肉各吃 50 克。禽肉的脂肪多存在于皮下，胖人吃禽肉最好少吃皮。有趣的是，最近又有人提出"吃没有腿的不如吃一条腿的（蘑菇）"，想想也对，蘑菇也是一种富含蛋白质的食物。

165. 糖尿病病人每天吃多少蛋类较为适宜？

蛋类是一种营养十分丰富的食品，您想，一个鸡蛋就能为孵出一只小鸡提供全部物质和能量，其营养成分不可谓不高了，而且蛋类含丰富的、容易吸收的蛋白质，大量的微量元素，吃一个鸡蛋比吃同样量的粮食要经饿得多，所以无论是作为主餐、副食，还是作为加餐食用，都是一种良好的食品。但是蛋类毕竟含有较高的热量，而且蛋黄中热量及胆固醇含量又很高，所以还是不宜多吃。一般而言，一个糖尿病病人每天吃 1 个蛋类比较适宜，如果吃两个或者两个以上的蛋类，最好只吃一个蛋黄，以免对体重及胆固醇水平产生影响。鸭蛋所含热量及脂肪量多于鸡蛋，红皮鸡蛋所含热量及脂肪量又多于白皮鸡蛋，吃蛋类时可适当予以考虑。

166. 糖尿病病人能不能吃海产品？

海产品包括海鱼、虾蟹、贝类和海藻等品种。前 3 种是动物类海产品，这些食物很好吃，营养丰富，能提供给人大量的优质蛋白、脂肪和丰富的膳食纤维，又含有大量人体所必需的微量元素，特别是碘类元素，所以说是海产品中一种很好的食品，糖尿病病人吃一些动物类海产品是有利无害的。但值得注意的是不少种海产品含脂肪量，特别是胆固醇量超标，如每克虾皮所含的胆固醇量甚至比猪肝和羊腰子还高，虾黄、蟹膏所含胆固醇量也不少，所以这类海产品也不宜无限度地食用。当然，有些动物类海产品含脂肪和热量较多，也是此类食物不宜过多食用的原因。海藻类属于植物类海产品，包括海带、紫菜、海白菜等等，种类繁多，富含膳食纤维，含热量及脂肪量甚少，是一类良好的糖尿病食品。

167. 糖尿病病人是否能随意吃花生及瓜子?

有人说，糖尿病病人这个不能动，那个不能多吃，吃点花生、瓜子总可以了吧，这些食物能解馋，糖分不多，对血糖影响不大，所含的脂肪又是不饱和脂肪酸，可以随便吃了吧？这种看法有些道理，但还是不够全面、正确。花生和瓜子的优点确实很多，但它们毕竟是含丰富脂肪酸的植物种子，是一种高热量、高脂肪的热量密集型食品，比如说花生、瓜子和核桃所含热量比同等重量的猪肉还要高上几倍，大量食用肯定不利于体重的保持和血脂的控制，间接地也会影响血糖和血压的控制。所以，每天食用的花生或瓜子不宜超过一、两把，否则还是会影响糖尿病的治疗的。有的人喜欢看电视时吃花生、瓜子，剧情感人，手上无度，结果吃得过多，影响体重和血糖。有这种习惯的人最好先把要吃的花生、瓜子拿出来，吃完这点儿就算了，其余的收起来。

168. 糖尿病病人能喝什么?

说完吃，又该说说喝了。现在人们的生活水平提高了，原来解渴只是喝水，顶多喝点儿茶就行了，现在商店里五花八门能喝的东西那么多，真是诱人，糖尿病病人能尝尝吗？这主要要看这些饮料中含糖量如何，含糖饮料对糖尿病病人来说肯定是不适宜的，会造成血糖升高或体重增加。无糖饮料，如矿泉水当然可以喝。下面我们谈谈这些可喝之物：①茶：糖尿病病人喝茶，不仅可以补充足够的水分，还可以从茶中获得多种营养成分，如茶碱、维生素和微量元素，而且茶还具有提神、健脑、利尿、降压、调脂、降黏等多种功能。所以说茶是糖尿病病人的好饮料。但睡前不宜喝浓茶，以免影响睡眠。②咖啡：我国原来喝咖啡的人不多，但近年来有增加的趋势。糖尿病病人能喝咖啡，也可作为加餐饮用。但值得注意的是，不能喝加糖咖啡，只能用甜味剂。另外咖啡的热量高于茶，如果同时再吃点儿点心，往往不利于血糖和体重的控制。③鲜蔬菜汁和鲜果汁：两者都是糖尿病病人的好饮料，富含多种维生素、微量元素和膳食纤维。但太甜的鲜果汁显然不适合糖尿病病人饮用。④饮料：甜饮料多含糖，可造成血糖波动和体重增加，糖尿病病人不宜饮用。比如说，美国就有人把糖尿病患病率急剧升高的原因归结于喝含糖可口可乐过多，称之为"可口可乐化"的结果。但无糖饮料糖尿病病人可以选用，目前市场上有专门给肥胖、血脂异常症及糖尿病病人喝的低糖、低热量饮料，这种饮料糖尿病病人喝喝就没什么大问题了。目前国内也有不少食品和饮料不是用糖，而是用甜味剂加工制作的，这类食品和饮料糖尿病病人当然可以食用。相信随着社会的进步，人民生活水平的提高，将会有更多的无糖食品、饮料问世，使糖尿病病人充分享受生活的乐趣。

169. 糖尿病病人应该限制饮水吗？

有的糖尿病病人有一种误解，他们认为多饮多尿是糖尿病的主要症状之一，而多尿又是由于多饮所造成的，所以为了控制好糖尿病，在控制饮食的同时，也应该控制饮水。这种看法是不对的，这样做是有害于健康的。水在人体的重要性不言而喻，几天不吃饭，人还可能勉强生存，要是几天不喝水，人将必死无疑。对于糖尿病病人来说，喝得多是因为病人血糖过高，必须增加尿量，使糖分从尿中排出才成，所以病人尿得多，而正因为尿得多，身体内水分丢失过多才不得不喝。也就是说，病人喝水多，是一种由于血糖过高引起的症状，是机体一种自我保护的措施。糖尿病病人如果故意少喝水，就会造成血液浓缩，血糖和血黏过高，血液中其他含氮废物无法排除，这样就可能引起严重的后果。有的中医主张"水要喝够，汗要出透，便要排清，才能长寿"，笔者很同意这种观点。这里提出的水要喝够，就是说经常注意补充水分，喝到喝下去的水很快就能从尿中排出来，这样做可使体内的废物充分排除，对身体肯定是大有好处的。当然，对于肾脏功能不全，伴有水肿的病人，要另做考虑，这个问题下面还要讨论。

170. 糖尿病病人喝牛奶有什么好处？

牛奶是非常适合于糖尿病病人饮用的一种食品，含有大量的水分，丰富的蛋白质、维生素和微量元素，以及适量的脂肪，能给糖尿病病人提供多种营养成分，但对血糖、血脂影响又不大。另外，值得指出的是中国人普遍缺钙，进入中、老年后缺钙加重，得了糖尿病后缺钙的问题更加显著，老年糖尿病病人骨质疏松，甚至造成骨折的情况相当普遍，所以补钙是糖尿病病人所必需的。牛奶中含有丰富的钙盐，每天喝两瓶半磅的牛奶，对钙的补充有很大意义。现在多数学者主张，吃药补钙，不如喝斤牛奶。每天1斤牛奶，补钙足矣。所以提倡糖尿病病人喝牛奶，一般用作早餐或者加餐。需要注意的是糖尿病病人喝奶时不能加糖，当然加甜味剂还是可以的。

171. 糖尿病病人喝豆浆有什么好处？

和牛奶一样，豆浆对于糖尿病病人来说也是一种良好的饮料。与同等量的奶粉比较，豆浆粉含蛋白质基本相同，含热量和脂肪显著较低，而且含一定量的膳食纤维，更适合比较肥胖、血压和血脂比较高的人饮用。唯一的问题是含钙量较低，这个问题可用补钙药物来解决。下面一个表对等量的牛奶粉和豆浆粉进行了对比，以利糖尿病病人选用。

品名 100克	热量 （千卡）	水分 （克）	糖类 （克）	脂肪 （克）	蛋白 （克）	膳食纤维 （克）	钙 （毫克）	胆固醇 （毫克）
牛奶粉	478	2.3	51.7	21.2	20.1	甚微	676	110
豆浆粉	422	1.5	64.6	9.4	19.7	2.2	101	甚微

172. 微量元素对糖尿病控制有什么帮助？

前面说了，微量元素是人体正常代谢所必不可少的物质。微量元素与糖尿病的关系目前研究还不甚多，现有的材料表明，至少铬、锌和硒对糖尿病控制影响较大。有人提出三价铬能激活胰岛素分子，是"葡萄糖耐量因子"的组成成分，尽管这种因子的本质还有待于阐明，但缺铬对糖尿病病人不利的观点已被大家所接受。含铬较多的食品有带皮的谷类、肉类及酵母。锌可能与胰岛素活性有关，每个胰岛素分子中有两个锌原子，缺锌不利于胰岛素的合成及胰岛素作用的发挥。含锌较多的食品有瘦肉、肝、蚝类、禽肉及干果等。硒则有清除游离基等有害物质、抗癌、防衰老的作用，对防治糖尿病的血管及神经病变有所帮助。带皮谷类、瘦肉及某些富硒地区的海产品中含硒量较高。

173. 如何计算标准体重？

计算体重对了解自己的现状，观测自己的病情变化，以及设计自己的饮食结构来说十分必要。所以，糖尿病病人在初诊时一定要测量一下体重，留作基本材料。在诊疗过程中，也最好每 3 个月测量一次体重。最好是自己的体重保持在正常范围之内，不要过低，更不要超重或者肥胖。观测体重要结合身高进行计算，计算体重的方法很多，比较合理的是计算体质指数（BMI），计算方法是体质指数 = 体重（千克）÷身高^2（米^2）。正常中国人体质指数在 20~24 比较适宜，超过此值应视为超重。体质指数如超过 28，就应该认为是肥胖了。还有比较简单的体重计算方法，那就是无论男女，标准体重 = 身高（厘米）−105，理想体重应浮动于标准体重 ±10%，如超过标准体重 +10% 应视为超重，超过标准体重 +20% 则应视为肥胖。比如一个人身高是 165 厘米，其标准体重应为 60 千克，浮动范围为 54~66 千克，超过 66 千克为超重，超过 72 千克体重则为肥胖。最近又有人报道，体质指数在 27.5 接近肥胖的老人活得最久，也就是说老人不宜太瘦，否则有个小病小灾拖不起，也有一定道理。

174. 腰围与臀围对糖尿病病人有什么意义？

国内外多项研究发现，不同类型的肥胖对身体的影响不同。有些人，特别是男性容易胖在腹部，也就是胳膊和腿细而肚子大，俗称"苹果形肥胖"，这种人的脂肪包围着心脏、肝脏和胰腺，得高血压、冠心病、糖尿病和脑卒中的机会比较大。另外一些人容易胖在臀部和大腿，也就是上半身不胖、下半身胖，俗成"梨形肥胖"，这种肥胖虽然还是不如不胖，但对身体影响较小。所以经常量一下腰围和臀围，计算一下腰/臀围比值就很有意义了。测量腰围和臀围时应尽量少穿衣裳，正确的腰围测量方法是在肋骨下缘和胯骨最上缘（都在身体两侧）连线中点测量，测量时要保持皮尺的位置水平，松紧适宜。有人测量腰围时量的是肚子最大的部位，这种量法误差较大。正确的臀围测量方法是从耻骨上缘（而不是估计中的臀部最宽处）水平测量。男性腰/臀围比值不应超过 0.90，女性腰/臀围比值则不应超过 0.85。如果想简单一点儿，也可以单测腰围，男的不应超过 2 尺 7（90 厘米），女的不宜超过 2 尺 4（80 厘米）。也可根据身高决定腰围，腰围不超过身高的一半为宜。最近有人提出不测量臀围，而在大腿中点测量股围，计算腰/股围比值，这也是一种可取的方法。

175. 肥胖糖尿病病人如何减肥？

肥胖，特别是"苹果形肥胖"是人体健康的大敌，所以减肥的意义就不言而喻了。减肥前，首先要计算自己是不是超重或者肥胖，记录并保存一个基本材料。减肥的主要手段不外乎是控制热量和加强体育锻炼。有的人对减肥失去信心，他们自认为"天生就是胖命，喝凉水都长肉"，这种说法是不够客观的，也是不利于减肥的。按照物质不灭、能量守恒的规律，体重增加（水肿的情况不算在内）的唯一原因是热量摄入超过热量的消耗引起脂肪的积累。所以，减肥的唯一途径就是做到"入不敷出"，只要每天摄入量低于消耗量，体重自然就会下降。还有的人迷信减肥食品或者减肥药物，误认为只要使用减肥食品或药品，就不需要饮食控制和加强锻炼而能做到"吃好不胖"了，这也是不对的。要知道多种减肥食物和药物虽有不同程度的效果，但最有效的、最天然的，也就是最好的减肥方法还是控制热量和体育锻炼，也就是"管住嘴，迈开腿"最重要，减肥食品和药品应被看作辅助治疗手段。值得注意的是，据我们的观察，对不少人来说体育锻炼在减肥过程中的意义更大，效果更好。如果现在每天吃的已经很少，总热量控制已十分严格，那唯一的方法应该是加强体育锻炼。顺便再说一下，老年人不要刻意、强制减肥，只有达到肥胖标准者才必须减肥，轻度超重者只要不再增加就应知足了。老年糖尿病病人太瘦，有个小病小灾的就可能拖不起，没几天就脱形儿了。所以不必追求"有钱难买老来瘦"，不太胖的人顺其自然就可以了。

176. 如何看待保健食品和保健品在糖尿病治疗过程中的作用？

糖尿病患病率的急剧增加已引起整个社会的普遍关注，市场上也陆续出现各种有关糖尿病的保健食品和保健品，包括糖尿病主食、糖果、饮料、冲剂以及各种胶囊和口服液，五花八门，争奇斗艳。这些保健食品和保健品对糖尿病的作用大致可以分为好、中、差三类：一种是确有实效者，能在一定程度上降低血糖、血压、血脂或者血黏，或者在增强体质、调理机体功能状态上发挥辅助治疗作用的。另一种有一定食疗效果，但功效不明显，广告词中有水分。还有个别所谓保健食品纯属粗制滥造的伪劣假冒产品，这些产品的推销全靠不实广告或者不正当促销手段。所以，糖尿病病人要善于保护自己，不在身体健康和经济方面受到损害。任何一种治疗手段都必须以大量的科学实验为基础，包括生化检验、动物实验和临床观察，都必须经过有关部门的批准与监督，而且每种产品都有其一定的医疗或保健效果，有其一定的市场定位，不得随意胡吹。说实话，笔者不太看好保健品，觉得这类货色是药非药，不好界定，水分太多，寿命太短，有"打一枪换一个地方"、"打了就跑"的嫌疑。保健食品还是可以的，因为人总要吃饭嘛。市面上有售的许多保健食品都是经过验证、确有实效的产品，它们多为一些富含维生素、微量元素、不饱和脂肪酸，或者含有特殊生物活性的物质，有些则为一些低热量、低糖、低脂肪、高蛋白、高纤维的食品，有增强体质、补充维生素和微量元素、降低血压，调理血脂的作用，有些还有一定的辅助降糖作用，成为糖尿病的治疗手段的补充。保健食品在糖尿病治疗中的正确定位应该是辅助治疗。但是，目前保健品和保健食品市场上确实存在着鱼龙混杂的局面，有些厂商和个人利用病人急于求治的心理，做言过其实的宣传，语不惊人死不休，似乎吃了这种保健食品，就不必控制饮食，不必锻炼身体，而完全达到了糖尿病的治疗目的，甚至能治愈糖尿病，这是不负责任的、不道德的做法，糖尿病病人切不可上当、受骗，随便听信广告宣传。在选用保健食品之时，要注意其厂家、批号，特别是保鲜时间，不要选用无厂家、无批号、无保鲜时间或者有效期已过的食品，以免对自己身体产生不利的影响。

177. 不胖或者消瘦的糖尿病病人是否不必控制饮食？

不胖的人也需要控制饮食，甚至消瘦的糖尿病病人也不能想吃什么，就吃什么。因为饮食控制不只是为了减肥，而且是为了控制好血糖、血压、血脂和血黏，不注意控制饮食，我们对这所谓"四高"就束手无策。另外，胖与不胖只是相对的，今天虽然不胖，但如果胡吃海塞，将来就很有可能变成一个胖子，特别是随着年龄的增长和体力活动量的下降，变胖的机会更多。当然如果不胖，特别是消瘦的人在总热量控制的严格程度上比超重或者肥胖者可以适当放宽，特别是含蛋白质较多的食物。在治疗过程中必须经常测量体重，一旦体重达到超重水平，就要开始比较严格地限制热量的摄入了。

178. 糖尿病病人在控制饮食时感到饥饿难忍怎么办？

有的糖尿病病人在听了糖尿病医师或者营养师的课程后，感到饮食控制很重要，信誓旦旦地要控制饮食了，可没有几天就不能坚持了，他们说："实在受不了这个罪了，太饿了"。遇到这种情况怎么办呢？笔者认为有三件事可做：第一是再审查一下控制饮食的计划是否适宜，有些人虎头蛇尾，恨不得控制饮食的第二天就达到减肥和降低血糖的目的，限制得太狠了，反而不能持之以恒，结果是欲速则不达。对原来食量很大的糖尿病病人可以采取逐步限制饮食的方法，这样病人比较容易适应。第二是采用少量多餐的进食方法，每顿少吃点儿，省得对胰岛素的分泌产生太强的刺激作用，造成餐后胰岛素过度分泌引起低血糖；多吃几顿，没到饥饿难忍之时就已经加上餐了。如果加餐时食用的是牛奶、鸡蛋、蔬菜（如黄瓜、西红柿等）或豆制品等比较耐饿的食品，那就更好了。第三，如果饮食控制计划适宜，就必须坚持到底。要知道糖尿病病人吃多了，吃进去的东西倒是也消化、吸收了，但却无法被充分利用，只是产生了高血糖，破坏一下身体后就从尿中排出去了，身体得不到能量，所以越感到饿。只要坚持控制饮食，以后身体逐渐适应了，肚子"饿小了"，肠子"饿细了"，也就不那么觉得饥饿难忍了。

179. 糖尿病病人应怎样吃水果？

有的人不那么爱吃水果，对他们来说不吃水果没有什么困难。但也有的人十分爱吃，不吃水果让他们特别难受，有人甚至说，"连水果都不让吃，活着还有什么意思"。对这种心情，我们十分理解，深表同情。实际上水果色、香、味俱全，口感好，还能补充大量的维生素、膳食纤维（果胶）和矿物质，是一种良好的食品，能吃水果实为人生一大享受。所以说，关键的问题不是糖尿病病人能不能吃水果，而是吃什么、吃多少和怎么吃水果的问题。必须肯定地说，水果中含糖，有些水果中还含有较多的葡萄糖，所以说在吃水果前，至少要了解两件事，一个是现在自己的血糖控制得怎么样，血糖好的时候再吃水果。第二个是要吃的水果中含葡萄糖量有多少。血糖高时少吃或者不吃含糖量较高的水果，如甜的香蕉、荔枝、柿子，以及较大量的红枣、红果等。对西瓜能不能吃的问题说法不一，有人说西瓜太甜，不能吃；也有人认为中医不是说西瓜能治"消渴"，而中医上说的"消渴"不就是糖尿病吗，怎么不能吃？实际上甜的西瓜确实含糖量不低，对血糖可能会有影响，但西瓜中含量较多的是果糖，而不是葡萄糖，而果糖不是血糖的组成成分，在血液中的代谢过程早期不需要胰岛素的帮助，所以少量吃些西瓜也不一定会严重影响血糖。柿饼、干枣、桂圆等干果中含葡萄糖量很多，所以还是尽量不吃为宜。当然，进食水果的量也很重要。有的人吃了一点水果，就"把馋虫钩出来了"，大吃特吃，不能控制，结果造成血糖升高，这种吃水果法是不可取的。一般而言，在血糖控制较好的时候，每天吃 1~2 个水果还是可以的。要是吃西瓜，一天吃上 500 克也不算过多，如果您把最甜的瓜瓤让给孩子吃，您多吃点靠皮的部分，则既体现您的爱心，又有利于您的血糖，真是一举两得的事。对于糖尿病病人吃水果的时间和方法，主要有两种主张，一个是作为加餐用，也就是说不在吃饭前后吃，而在午睡后或晚睡前吃，以免增加一次碳水化合物的摄入量。现在多数人还是主张这样吃水果。最近也有人提出在餐前吃水果，认为这样不太影响血糖，还能预防餐前低血糖，这种吃法也可一试。餐后再吃水果，容易使糖的摄取量过高，不太合适。如果能在吃水果前及吃水果后两小时测一下血糖或者尿糖，对了解自己能不能吃此种水果，吃得是不是过量很有帮助。

?

180. 糖尿病病人宜吃哪些蔬菜？

　　吃蔬菜有利于降低血糖，可提供维生素、矿物质和膳食纤维，还能增加饱感，保持大便通畅，对糖尿病的控制很有好处，所以糖尿病病人宜多吃蔬菜，这个问题大家没有什么分歧。问题是吃什么蔬菜更好，吃多少蔬菜合适。糖尿病病人因为控制主食，减少脂肪和肉类的摄入，所以可能会有饥饿感，特别是饮食控制初期。绿色蔬菜相对来说含糖、脂肪和热量更低，每天的入量可不做严格限制，也就是说，在进适量的主食和动物性食品及油类之后，白菜、菠菜、卷心菜、油菜、莴笋、韭菜、黄瓜、冬瓜、柿子椒、西葫芦等绿色蔬菜管饱，多数人每天吃 0.75 千克左右比较适宜。有色蔬菜如西红柿、南瓜和茄子等实际上含糖量也不高，也是可以吃的。有人认为胡萝卜和洋葱含糖量将近 10%，吃得太多不利于血糖控制。

?

181. 糖尿病病人在吃哪些副食时需要减少主食？

　　吃时需要减少主食量的食品不外乎这么两种类型，一种是糖类含量过高，另一种是脂肪含量过高，有些食物两者均过高，也就是总热量过高。含糖量过高的食品摄入量较大可直接影响血糖，引起血糖波动，特别是餐后血糖升高。这类食品包括红豆、绿豆、薏米、白薯等含糖量均在 20% 以上，土豆、山药、芋头、慈菇、菱角、蚕豆、豌豆等含糖量也在 15% 以上。另外，腐竹、粉皮儿、蘑菇、木耳、团粉等含糖量也不少。这些食品不宜吃得太多。含脂肪过高的食品摄入过多可引起体重增加、血脂增高，而且脂肪在体内也能变成糖，还能产生酮体，所以过多食用也不太好。含脂肪过多的食物包括动物油、植物油、芝麻酱、肉类（特别是肥的猪肉、鸭肉、鹅肉）、蛋黄以及植物种子，如花生、瓜子、榛子、松仁、腰果等。糖尿病病人，特别是超重或肥胖的糖尿病病人，在进食较大量的这两类食品需要适当减少主食。

182. 糖尿病病人能喝酒吗？

糖尿病病人要少喝酒。有人认为，喝酒可以少吃饭，有利于饮食控制，这是一种误解。也有人认为酒精可起到舒筋活血的作用，对糖尿病病人的大血管病变有所帮助。这种看法可能有一定道理，但总的来看酒精对糖尿病病人是利少弊多的。首先，糖尿病病人可能因饮酒而影响正常进食，进食富含脂肪的"酒菜"过多又不利于饮食控制。其次，酒精可使病人发生低血糖的机会增多，这是由于每克酒精产热 7 千卡，病人可能因喝酒而减少饮食，但酒精的吸收和代谢较快，不能较长时间维持血糖水平，而且酒精本身也能刺激胰岛素的分泌，增强胰岛素的作用而降低血糖。部分服用磺脲类降糖药病人可能因饮酒而发生面部潮热，心慌气短等不良反应。与此同时，糖尿病病人饮酒也不利于血脂控制，还会引起脂肪肝甚至肝硬化。对于肥胖的糖尿病病人，饮酒还有增加体重之虞，1 瓶啤酒含热量约为 500 千卡，喝多了会引起啤酒肚，也就是腹部型肥胖，这对病人是十分不利的。所以糖尿病病人不宜饮酒，更不能酗酒。如果糖尿病病人早有饮酒的习惯，一时又难以戒断，可以少量饮用：大概是这么个量比较合适：每天啤酒不超过 1 个易拉罐（330 毫升），不甜的色酒（如干红、干白和黄酒）不超过 200 毫升（4 两），低于 38 度的白酒不超过 75 克（一两半），高于 38 度的白酒不超过 50 克（1 两）。饮酒时应以不影响正常进食，不引起不良症状为度。

183. 糖尿病病人能吸烟吗？

糖尿病病人绝对不能吸烟，1 支都不能吸，有吸烟习惯的糖尿病病人必须尽快戒烟。众所周知，吸烟对人体有百害而无一利，这里就不再累述。对于糖尿病病人来说，害处就更大。首先，烟碱会刺激肾上腺素分泌，而肾上腺素是一种兴奋交感神经并升高血糖的激素，可造成心动过速、血压升高、血糖波动，对病人十分不利。另外，对糖尿病病人威胁最大的就是血管病变，特别是阻塞性血管病变。糖尿病病人血管内壁往往不光滑，血液黏稠度大，红细胞变形能力下降，本来就容易发生血管阻塞，吸烟会造成血管进一步收缩，血黏加重，特别容易造成大大小小的血栓阻塞血管。阻塞了脑血管就是脑血栓或腔隙性脑梗死，阻塞了心脏血管就是心绞痛或心肌梗死，阻塞了下肢血管就是下肢缺血甚至坏死、截肢，阻塞了肾脏或眼底血管，也会加重糖尿病肾病或者严重影响视力，后果严重。所以糖尿病病人一定不能吸烟，无论是哪一种烟都是如此。笔者曾遇到一个吸烟的糖尿病病人，他不想戒烟，说："宁可早死两年，也要吸烟"。即使这么有决心，也不一定能如愿，有的吸烟的糖尿病病人最后来个偏瘫、失明、尿毒症，死又死不了，活又活不好，那才真是活受罪了呢。吸烟的糖尿病病人千万别拿自己做试验，必须赶快戒烟。

184. 为什么糖尿病病人应少吃盐？

谁都知道，人不能不吃盐。人体缺盐后，就会因血钠太低出现乏力、头痛、厌食、恶心、呕吐、嗜睡、神志淡漠，甚至昏迷。但人也不是吃盐越多越好，否则就会造成钠、水潴留，引起高血压、水肿，甚至心功能衰竭。高血压对于糖尿病病人来说十分不利，造成高血压的原因主要是血容量的增加和动脉血管不适当地收缩，而血管收缩就会严重影响血液灌注，造成局部缺血，血管内壁破损，动脉硬化加剧，使心、脑、下肢大血管及肾脏、眼底微血管阻塞性疾病的危险明显增加。另外，高血压时血液对血管的压力增大，也是引起大、小血管破裂的诱因之一。所以限钠，也就是说少吃盐是一种十分有效的治疗措施。最好能做到每天每人摄取食盐总量不超过 3 克，最多不超过每天每人 6 克，多吃不加盐的饮食。遗憾的是中国人，特别是中国北方的居民常有吃盐过多的习惯，每天吃的食盐、酱油、酱、酱菜量很大，这些都是含盐量很高的食品。为了健康，这种"口重"的习惯必须改变，而逐渐养成"口轻"的习惯。

185. 糖尿病肾病病人的饮食应怎样安排？

糖尿病肾病是最常见的一种糖尿病慢性并发症。对糖尿病肾病病人来说，当然也必须注意饮食治疗。首先，糖尿病肾病病人也必须注意热量和糖量的控制，使血糖控制在良好的水平，这一点对病人预防糖尿病肾病的进展十分重要。第二就是少吃盐类，避免高血压的发生和发展，因为高血压也是糖尿病肾病发展的主要促进因素之一。第三就是适当控制蛋白质的摄入量。糖尿病肾病病人控制蛋白质摄入是一个矛盾、复杂的问题，一方面糖尿病肾病病人每天从尿中丢失大量的蛋白质，容易造成低蛋白血症，继而引起水肿、腹水和营养不良。另一方面又因为肾脏功能障碍，血液中由蛋白质分解而来的含氮废物，如肌酐和尿素氮等不能完全从尿液中排出，堆积于血液之中，加重了肾功能不全，甚至引起尿毒症，这又使病人无法摄入较大量的蛋白质。所以糖尿病肾病病人选择开始控制蛋白质摄入的时机，以及蛋白质控制的程度十分重要。有些人不主张过早控制蛋白质摄入量，认为血中肌酐水平在 4 毫克/分升（352 微摩尔/升）以下时，每天蛋白质的摄入量可和正常人一样，当肌酐水平高于 4 毫克/分升后再限制蛋白质摄入量比较适宜。也有人主张早期限制蛋白质对病人有利。一致的看法是糖尿病肾病病人摄入蛋白质时要以质量胜数量，也就是说要多摄入优质动物蛋白，如瘦肉、蛋白和乳类，而不要过多地食用质量较低的植物蛋白，如豆制品。

❓ *186.* 糖尿病儿童的饮食应怎样安排？

儿童时期是人一生中生长发育最快的阶段之一，对能量的需求量也大，所以在安排糖尿病儿童的饮食时，必须注意这个问题，每天进热量宜在 1000～2000 千卡。儿童的饮食治疗不是单纯地控制食量，而应该是计划饮食，决定每天供给糖尿病儿童的饮食热量的依据包括：①儿童的年龄：儿童糖尿病饮食热量计算公式是：每天所需要的热量 = 1000 + 年龄 × （70 ~ 100）千卡，至于决定是用 70 还是 100 千卡与年龄有关，一般而言年龄较小的每岁热量较大，如 3 岁以下的用年龄乘以 95 ~ 100，4 ~ 6 岁乘以 85 ~ 90，7 ~ 10 岁乘以 80 ~ 85，10 岁以上的则乘以 70 ~ 80；②胖瘦程度：较胖的儿童热量较低，比如一个 13 ~ 14 岁较胖的女童只要将 1000 加上年龄乘以 60 千卡即可；③活动量的大小：幼童活动量相差无几，但年龄稍大的儿童的活动量差异就比较大了，原则上是运动量大的每岁摄入热量数较多；④平时饮食习惯：鼓励少量多餐的饮食习惯。另外，儿童对蛋白质的需要量较大，以占总热量的 20% 左右为宜。同时，在饮食计划中应注意维生素和微量元素的摄入。

187. 糖尿病孕妇的饮食应怎样安排?

糖尿病孕妇的饮食也存在着矛盾，一方面糖尿病孕妇血糖必须控制在良好水平，有的人认为糖尿病孕妇血糖必须控制在正常范围，这给她们的饮食治疗提出一个很高的要求。另一方面糖尿病孕妇又面临着自身和胎儿对营养物质大量需求的问题，所以她们的治疗必须兼顾两个方面才成。在怀孕的前 3 个月糖尿病孕妇的饮食控制原则与一般糖尿病病人无异。怀孕 3 个月以后胎儿生长速度很快，病人对热量特别是蛋白质的需要量大增，每天主食可掌握在 6 两（300 克）左右，甚至可达 8 两（400 克）。每天每千克体重摄取蛋白质 1.5 ~ 2 克为宜，因为糖尿病孕妇可能会有"加速饥饿状态"，也就是说每顿吃不多，但是容易饿的情况，所以更强调少量多餐，如每天吃 4 ~ 6 顿比较好。同时注意食物中钙、铁、碘等元素的补充，多吃一些蛋类、乳类和新鲜蔬菜。另外值得提醒的是，有些糖尿病孕妇在怀孕期间过分强调营养，结果吃得太多太好，体重增加过多，这样对血糖控制，特别是产后血糖的控制不利。糖尿病孕妇要勤测体重，使整个怀孕期间体重的增加量在 10～12 千克。

188. 老年糖尿病病人的饮食应怎样安排？

老年人饮食治疗的目的仍然是降低血糖、血压、血脂和血黏，减轻体重。但是老年糖尿病病人有些特点，在饮食控制中应予以注意：①老年糖尿病病人中肥胖的比例低于中年，部分人体重正常或者低于正常，所以控制饮食、减轻体重的目标应该是达到或接近理想体重，不能认为"有钱难买老来瘦"而一味地减肥，以免造成营养不良。对于体重较轻的老年糖尿病病人，还应该调整饮食结构，使他们的体重升至正常范围。②老年人蛋白质的丢失往往较中、青年人更为明显，造成肌肉萎缩、骨质疏松的可能性更大，所以更要注意蛋白质的补充。③老年人高血压、血脂异常症、高血黏及心、脑血管病变存在的可能性比较大，饮食宜清淡，少食肥甘厚味，低脂、少盐、戒烟、忌酒、少量多餐等原则在老年糖尿病病人中更为重要。④对于老年人来说，低血糖症比短暂的血糖升高更危险，控制饮食中要避免引起低血糖症的可能。

189. 什么是食物交换份？

食物交换份是将食物按其所含营养成分的比例分为 6 类，说明各类食物提供同等热量 90 千卡的重量，叫做 1 份。也就是说每份各种食物都是提供 90 千卡热量，以便交换使用。这些种类食物包括：

（1）1 份各类生主食：包括米、面粉、小米、高粱、玉米、燕麦、荞麦，各种干豆类及干粉条等各 25 克；豆腐类约 100 克。

（2）1 份新鲜蔬菜类：各种绿色蔬菜、茄子、西红柿、菜花、黄瓜、丝瓜、苦瓜、冬瓜等 500 克；柿子椒、扁豆、洋葱、胡萝卜、蒜薹等 200 ~ 350 克；毛豆、鲜豌豆和各种根茎类蔬菜 100 克。

（3）1 份新鲜水果类：各种水果约 200 克；西瓜 500 克。

（4）1 份生肉或鲜蛋类：各种畜肉 25 ~ 50 克；禽肉约 70 克；鱼虾类等 80 ~ 120 克；鸡鸭蛋 1 个或者鹌鹑蛋 6 个。

（5）1 份油脂类：约 10 克。

（6）1 份坚果类：15 克花生米或核桃仁；25 克葵瓜子、南瓜子；40 克西瓜子。

这里提供的分类方法比一般食物交换份粗略一些，但对糖尿病病人掌握和使用来说已经足够了。

190. 怎么使用食物交换份？

懂得了什么是食物交换份，如何使用它也就不难掌握了。食物交换份给我们提供热量 90 千卡的各种食物的重量，让我们能在日常生活中自由调换，这样既能使我们的饮食种类丰富多彩，以享受正常人进食的乐趣，又不至于热量摄取过多或者过少。具体使用的方法如下：①估算适合于自己的总热量，此量与年龄、性别、活动量及胖瘦程度有关，年轻、男性、活动量较大而又偏瘦者每天热量总摄入较多，而年长、女性、活动量较小、体重偏高者热量总摄入量宜小，多数成人每天热量摄入总量在1500~2000千卡；②将热量摄入总量除以90，计算出每天自己应吃多少份食物，一般在16~22份；③在上述的6类食物中选择自己今天想吃的品种。在使用食物交换份时，最好在同类食物中进行交换，也就是说粮食换粮食，肉类换肉类，蔬菜换蔬菜，水果换水果，以保证饮食的均衡。当然，不论何种食物，只要同是1份，那么它提供的热量也就是90千卡，也就是说，不同类食物之间互换也是可以的。

191. 应如何估算饮食的数量？

估计饮食的量十分重要，有的人缺乏量的概念，明明吃了200克，却自认为是100克，或者正好相反，结果饮食过量或者不足，影响了饮食控制的效果。当然也不可能每天、每顿、每种食物都进行测量，那就太繁琐了。比较切实可行的方法是开始时进行称重或测量体积的方法，具体试试一定量的粮食，如2两（100克）米或面到底能做出多少主食；一定量的副食，如2两（100克）瘦肉到底是多大块，一种器具到底是多少体积，1勺盐或者油到底是多少克等等，这样做几次以后就大致有了量的概念。病人最好自己单独用一套饮食器具，以便于掌握食量。对水和饮料量的估计也有简略的办法，如5磅暖瓶约为2250毫升，大可口可乐瓶约为1250毫升，大矿泉水瓶约为650毫升，1瓶啤酒为640毫升，

1瓷勺植物油大致为10克等。了解了这些数字，就能大致地掌握自己一天内饮食或饮料的量了。

（五） 糖尿病的运动治疗

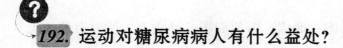

192. 运动对糖尿病病人有什么益处？

生命在于运动，健康也在于运动。体育运动是治疗糖尿病的重要的、甚至是必不可少的手段之一。之所以这么说，是因为体育锻炼对糖尿病病人有很大益处，这些益处至少包括：①增强身体对胰岛素的敏感性：有人发现，糖尿病病人通过体育锻炼，血糖和糖耐量有所改善，在血糖降低的同时，血液中的胰岛素水平也有下降，说明身体对胰岛素的敏感性增强，这种改变即使不伴有体重下降也可以出现；②降低血糖和血液黏稠度，调节血脂：体育锻炼可增加糖尿病病人对血糖及血脂的利用，增强胰岛素的敏感性，使其血糖、血甘油三酯、血胆固醇和血液黏稠度有所下降；③有利于病人糖尿病慢性并发症的控制：锻炼除了降糖、调脂、降黏外，锻炼还能使病人红细胞的变应性有所增强，使各种脏器的血液及氧气供应得以改善，这些都有利于病人糖尿病慢性并发症的控制；④减轻体重，增强体质：体育锻炼能使糖尿病病人体内多余的脂肪组织得以清除，肌肉的量和体力有所增加；⑤给病人带来自信心和生活的乐趣：通过体育锻炼，病人可以增强对自己身体状况的自信心，感到心情舒畅、精神饱满，同时由于社会交往的增多，使他们增添很多生活的乐趣。所以，许多病人一旦投入体育锻炼的大军之列，就会欣然前往，乐此不疲了。

193. 糖尿病病人运动疗法的注意事项是什么？

糖尿病病人很需要体育锻炼，但他们毕竟是病人，所以有些情况在锻炼中是必须加以注意的。简单地说，糖尿病病人在进行体育锻炼时必须遵循"持之以恒、量力而行"的原则。唐朝名医王焘著书说：糖尿病病人应"不欲饮食使卧，终日久坐，人欲小劳，但莫久劳疲极，亦不能强所不能堪耳"，是很有道理的。首先，糖尿病病人必须长期坚持锻炼身体，不论天气变化及生活规律的变更，都不放弃必要的体育运动，"一曝十寒"的锻炼方式对身体是有害无利的。其次，病人进行体育锻炼的方式以及运动量必须适合自己的身体状况，要量力而行，勿使过劳。因为并不是任何一种运动方式及运动量对身体都永远是有利无害的，据美国糖尿病协会分析，糖尿病病人的体育锻炼不当可能带来以下几种副作用：①血压波动：表现为运动中血压升高，运动后又发生直立性低血压；②血糖波动：如低血糖症，尤其容易发生在运动量过大又没有及时加餐的时候，有时还可能发生应激性血糖升高；③心脏缺血加重，甚至诱发心律不齐、心肌梗死或者心力衰竭；④微血管并发症的加重：如尿蛋白增多，视网膜出血等情况可能发生；⑤运动器官病变加重，如退行性关节病以及下肢溃疡的发生或加重等。当然，对于运动可能带来的这些问题，只要是掌握好适应证，加强体育锻炼的指导和监护，是完全可以避免的。

194. 家务劳动能代替体育锻炼吗？

有人不愿意参加体育锻炼，理由是"我这一天活动量够大的了，洗衣服、做饭，还得带两个孙子，体育运动还是免了吧"。这种想法是不正确的，这种做法对身体也是不利的，因为有人进行过研究和计算，发现家务劳动虽然繁琐、累人，但实际上消耗的热量是很少的，属于一种轻体力劳动。虽然比完全不活动要好得多，但很少有人能通过家务劳动减轻体重，所以说家务劳动不能代替体育锻炼，糖尿病病人还必须安排出单独的时间进行锻炼。当然，可以将家务劳动和体育锻炼结合起来进行，如推着儿童车较长距离的散步，一边看孩子一边进行体育锻炼，和较大的儿童一起跑步、打球、做操等。顺便说一下，有人的家务劳动量比较适宜，病人能胜任愉快，感觉轻松，这样的家务劳动是有益于健康的。反之，如果家务劳动过于繁重，使病人觉得精神和体力不堪重负，那么对身体则有害无利。

195. 什么样的体育锻炼对糖尿病病人最为适宜？

选择体育锻炼项目时，必须考虑到病人的具体条件和可能，包括病人糖尿病的类型、病程、药物治疗方式、血糖控制水平、并发症情况、性别、年龄、体重、平时活动量的大小，以及锻炼场所的条件等。但对任何一位病人来说，都以选择适量的、全身性的、有节奏的锻炼项目为宜。首先，病人应注意运动的方式及适宜的运动量，如剧烈的体育锻炼，过长的锻炼时间以及过度屈伸或倒立性运动就不适合老年或有较重并发症的病人，否则有可能引起脑血管意外、心肌梗死和眼底出血等情况的发生。而年纪较轻，又无严重糖尿病并发症的病人，如果仅采用短时间的散步，或是站立不动的气功，则很难达到体育锻炼的目的。其次，主张选择有节奏的全身性运动，使全身各处都能得到锻炼，如做操、打拳、慢跑、较长时间的快走、抖空竹、踢毽子、打羽毛球或乒乓球，特别是跳交谊舞、中老年迪斯科或扭秧歌等，伴随着有节奏的音乐或鼓点，既能锻炼全身，运动量适宜，又令人感到愉悦，有利于长期坚持，是一类很适合糖尿病病人采用的运动方式，值得推广。锻炼时间长短因人而异，一般而言，60 岁及以上的老年人以 30～60 分钟为宜；45～59 岁的中年人以 45 分钟～1.5 小时为宜；45 岁以下的青年人以 1～2 个小时为宜。

196. 什么时候进行体育锻炼为好？

有人习惯于早晨空腹时锻炼身体，也有人主张晚餐后进行体育锻炼，到底什么时间锻炼身体最好呢？我们认为以早餐或晚餐后半小时或 1 小时后开始锻炼较为适宜。餐前锻炼身体有可能引起血糖波动，可能因延迟进餐造成血糖过低，也可能因没有服药而使血糖过高，当然还可能是血糖先低，而后又因苏木杰反应而过高，所以最好把运动时间放在餐后。为避免对消化系统功能的影响，体育锻炼最好在进餐结束后半小时以上再进行。晚餐后的体育锻炼值得提倡，因为中国人多半进晚餐比较多，而且多数人晚餐后就是看看报纸或电视节目，体力活动很少，这对降低血糖和减轻体重十分不利。另外，糖尿病病人必须坚持"三定"的原则，包括定时定量的饮食、定时定量的运动和定时定量地使用降糖药物，这里特别要强调的是体育锻炼的定时定量，往往有人做不到，而只有做到这一点，才能真正达到体育锻炼的目的。最近有人提出最好在有太阳的时间运动，因为此时植物的光合作用较强，氧气充足；视线较好，不易受伤；日照还可以增加维生素 D，有利于强筋健骨，有一定道理。

197. 什么情况下糖尿病病人不宜进行体育锻炼？

以下情况下应避免运动或应减少运动量：①血糖控制很差：过量的运动可能引起血糖的进一步升高，甚至引起糖尿病酮症酸中毒；②较重的糖尿病大血管并发症：此时要严格选择好运动方式，并掌握好运动量，以避免血压升高以及脑血管意外、心肌梗死及下肢坏死的发生；③较重的糖尿病眼底病变：病人视网膜微血管异常，通透性增加，过量运动可加重眼底病变，甚至引起眼底较大血管的破裂出血，影响病人的视力，所以也不宜从事运动量较大的体育锻炼；④较严重的糖尿病肾病：过量或者时间过长的运动会使肾脏的血流量增多，增加尿蛋白的排出量，加快糖尿病肾病的进展，此类病人也不适宜较剧烈的体育锻炼；⑤其他应激情况：包括各种感染，心或脑血管病变尚未稳定之时，糖尿病酮症酸中毒或高血糖高渗状态的恢复期。当然，除了存在急症情况之外，糖尿病病人没有完全卧床休息的必要，而应该坚持一定量的运动，哪怕是局部锻炼。关键的问题在于运动方式和运动量要适宜。

198. 什么是有氧运动？

所谓"有氧运动"，就是指能增强体内氧气的吸入、运送及利用的耐久性运动。在整个运动过程中，人体吸入的氧气和人体所需要的氧气量基本相等，也就是说吸入的氧气量基本满足体内氧气的消耗量，没有缺氧的情况存在。有氧运动的特点是强度低、时间长、不中断、有节奏，让人呼吸有点儿急促，又不至于气喘吁吁，有点儿出汗，又不至于大汗淋漓。有氧运动对人体，特别是对糖尿病等慢性疾病病人十分适宜，是能保持身心健康最科学、最有效的一种运动方式。与此相反，"无氧运动"则是指高强度剧烈运动，运动过程中氧气的吸入量不能满足身体的需要，人体处于缺氧状态，无氧运动对糖尿病病人来说不太适宜。近年来有些运动专家提出有氧运动加阻抗运动的模式，认为单纯有氧运动对上下肢肌肉锻炼不足，可导致肌肉萎缩。建议在有氧运动的同时，可适当加上一些四肢肌肉的锻炼。

199. 如何用心率计算适宜的运动量？

衡量运动强度是否适宜有很多种方法，用心率计算是比较简单而实用的方法。那么怎样用心率计算适宜的运动量呢？一般可在运动结束后立即数脉搏，可以数15秒钟，然后乘以4便得出每分钟心率。运动中的心率保持在（220－年龄）×（60%～85%）的范围之内，即可认为是运动量比较合适。比如一个60岁的人，他或她的运动后心率范围＝（220－

60）×（60%～85%）＝96～136 次/分钟比较适宜。也有人主张用更为简单的方法，直接用（170－年龄）作为运动中适宜的平均心率，60 岁的人平均心率应在 110 次/分钟上下。

200. 糖尿病病人具体怎么运动比较适宜？

和正常人一样，糖尿病病人运动时也应遵循一定程序，按部就班地进行，才能取得良好的效果，而不至于对身体有所损害。在正式锻炼开始之前，应先做准备活动，如运动一下四肢，抻抻腿、拉拉胯，活动活动各个关节和肌群，增加全身的柔韧性，使心率有所增加，为较大运动量做准备。开始锻炼后，要让心率持续保持在"有效心率范围"内，并坚持一段时间。运动次数不能太少，一般而言不能少于每周 5 次，每次半小时，否则不能达到满意的效果。如能每周 5 次甚至天天锻炼，每天不少于 1 个小时则效果更加理想。仅在周末进行突击锻炼对糖尿病病人来说是有害无利的。运动过后，应进行放松整理活动，使心率和血压慢慢下降，有些糖尿病病人有神经病变，血管调节功能有障碍，如果突然停止运动，可引起血压急剧下降而造成头晕，眼前发黑，甚至发生晕厥，这些病人应更加注意。在运动后进行整理活动，还可以做做局部运动，如俯卧撑、仰卧起坐等，以对前面运动中活动不够的部位进行一下补充锻炼。

201. 糖尿病儿童可以参加哪些体育锻炼？

活泼好动是少年儿童的天性，糖尿病儿童在血糖获得较好的控制之后，可以根据年龄和个人爱好选择适当的运动。不上体育课，不做课间操，长期静卧养病对患儿是有害无利的。和成人一样，儿童体育锻炼的方式也应因人而异，也要从事一定量的全身性运动，对于儿童来说，体育锻炼的娱乐性也很重要，有趣的体育活动便于患儿长期坚持。较适宜的运动包括如骑车、蹬滑板、跑步、打羽毛球、打乒乓球、踢足球、跳皮筋、踢毽子、跳绳等，这些都是很好的体育锻炼方式。在锻炼中值得注意的是要适量，儿童自制力比较差，有时玩上瘾了就欲罢不能，以至忘记按时打针、吃饭，这是不利于血糖控制的。另外，糖尿病儿童在参加体育锻炼时，更应注意避免低血糖症的发生。天气太热运动时间过长时，还要防止脱水。运动时最好随身带上一点食物、糖果和饮水，以便在发生低血糖症或口渴时进食。注射胰岛素的患儿在胰岛素作用高峰期应避免有危险的运动，如攀高或游泳等，以免出现低血糖而发生不测。当然，如果患儿有感冒、发热或糖尿病酮症酸中毒时，还是应该卧床休息，避免运动的。

202. 老年糖尿病病人参加体育锻炼时应注意些什么问题?

老年糖尿病病人也必须参加体育锻炼，持之以恒、切合实际的体育锻炼，可使病人血糖、血黏下降，血脂趋于正常，体重减轻，体质增强，而且精神愉悦，充分享受美好的金色年华。但老年人毕竟是老了，有些问题在体育锻炼中必须予以注意：①体育锻炼前要对身体状况做一次细致、全面的检查，充分了解自己的糖尿病及其并发症到了什么程度，以便选择最适当的运动方式、运动时间和运动强度；②避免过分激烈的运动，避免可能引起血压急剧升高或者造成心、脑血管意外的运动方式，比如剧烈的对抗性运动、登梯爬高、用力过猛的运动和倒立性运动等；③运动要适量，不要玩儿起来就忘乎所以，要注意适可而止，以免运动过量，反而影响健康；④老年糖尿病病人皮酥骨脆，在运动中要善于保护自己的皮肤及骨骼，避免穿过硬、过紧的鞋子，以防皮肤损伤或发生骨折。

（六）糖尿病的口服药物治疗

203. 糖尿病病人是否都必须使用降糖药物？

糖尿病病人都得进行饮食治疗和运动治疗，那么他们是不是都得吃药、打针呢？1型糖尿病病人当然得打针，但2型糖尿病病人就不一定了，有人统计过2型糖尿病病人开始时约有20%不需要用降糖药物，单凭饮食和运动疗法就能取得满意的疗效。笔者的做法是如果一个2型糖尿病病人初诊时空腹血糖不到7.8毫摩尔/升（140毫克/分升），餐后2小时血糖不到11.1毫摩尔/升（200毫克/分升），就说明病人体内胰岛还是有一定功能的，此时应嘱病人好好控制饮食、加强锻炼1个月后再查，1个月后血糖有较为明显的下降，基本达标，就可以再饮食控制1个月，以观后效。如果血糖控制仍不满意，可根据情况，适当选用口服降糖药。当然，如果一开始病人血糖就很高，比如说空腹血糖高于150毫克/分升，餐后2小时血糖高于250毫克/分升，那就得及时用药了。如果空腹血糖高于200毫克/分升，尿中有较多的酮体，就需要考虑使用胰岛素治疗的必要性了。

204. 常用的口服降糖药有哪几种？

所谓口服降糖药，就是指经口服用后有降糖作用的药物，主要指西药。目前临床上常用的口服降糖药包括三大类，六小类。第一大类是胰岛素促泌剂，就是能够促进胰岛素分泌的口服降糖药，又包括两小类：分别是磺脲类和格列奈类。第二大类是非胰岛素促泌剂，它们不刺激胰岛素分泌，而是通过其他机制发挥降糖作用。属于这一大类的口服降糖药包括双胍类、葡萄糖苷酶抑制剂和格列酮三种。近年来又有一类口服降糖药问世，即肠促胰素，是一类胃肠分泌，能刺激胰岛素释放的药物，使口服降糖药的家族进一步扩大。

磺脲类降糖药的主要作用是刺激胰岛素分泌，降糖作用为中等偏强，属于磺脲类的药品按每片剂量从小到大包括格列美脲（如亚莫利）、格列本脲（如优降糖）、格列吡嗪（如美吡达、瑞易宁、迪沙片）、格列喹酮（如糖适平）、格列齐特（如达美康）、甲磺丁脲（如 D860）等等。其中格列美脲和格列本脲作用最强，格列喹酮可用于糖尿病肾病病人，格列吡嗪作用快而短，格列齐特作用时间较长，甲磺丁脲价格便宜，各有特色。

格列奈类是另一种胰岛素促泌剂，作用特点与磺脲类稍有差别，发挥疗效较快，包括瑞格列奈（如诺和龙）和那格列奈（如唐力）。格列奈类降低餐后血糖的作用较好。

双胍类降糖药的主要作用是降低食欲，减少糖类的吸收，还能一定程度上增强胰岛素敏感性，比较适合于较胖者服用，降糖强度也属中等，这类药物包括苯乙双胍（如降糖灵）和二甲双胍（如美迪康、迪化糖锭、格华止），降糖灵价格便宜，二甲双胍副作用小。

葡萄糖苷酶抑制剂的作用与前两种不太一样，主要是抑制糖类的分解，延缓葡萄糖的吸收而降低餐后血糖，包括伏格列波糖（如倍欣）和阿卡波糖（如拜唐苹和卡博平）。

格列酮类可在多个层次增强机体对胰岛素的敏感性，减轻机体胰岛素抵抗，所以原来被称为胰岛素增敏剂，包括罗格列酮（如文迪雅）和吡格列酮（如瑞彤）。

肠促胰素类药物又可分为两种，一种本身就是肠促胰素，能随着血糖的高低，刺激胰岛素的分泌，从而降低血糖；另一类是通过抑制自身分泌的肠促胰素的酶，减少自身肠促胰素的降解，进而刺激胰岛素的分泌而降低血糖的。

这六类口服降糖药可以联合使用，以增强降糖效果。

205. 哪种口服降糖药最好?

经常遇到这种情况：糖尿病病人找到医生说："大夫，给我开点儿最好的降糖药吧，我不在乎钱"。实际上，各种口服降糖药能在市面上存在，就说明它一定有某个方面的优势，也就是说，各种口服降糖药只有用的合适不合适，而没有绝对的好坏。对一个药的评价，不外乎是疗效如何？副作用大不大？服用是否方便？价格是否合理？从这些角度来看，每种药都有它的长处，也都有它的弱点。比如说，降糖作用强的，引起低血糖的危险就大；不容易引起低血糖的，降糖作用就较弱或者较短。另外双胍类药物能够抑制食欲，这是它的"正作用"；但是如果这种药物所引起的食欲缺乏过于明显，以至到了恶心、呕吐的地步，这也就成了它的副作用。所以，病人和医生共同寻求的应该是药物选择的合理、正确，而不应奢求一种对任何一位病人都合适的"好药"，也不能轻率地认为"便宜没好货"，"一分钱一分货"，以价取药。

206. 什么时间服用口服降糖药效果最好？

从作用强的效果来看，各种口服降糖药都以餐前服用效果更好，也就是说于进餐前在体内准备一个药物的环境，使餐后血糖不上升，当然要比让血糖先上升，然后再用药把它压下来要好。所以，如果没有什么副作用，各种口服降糖药都应餐前服用。磺脲类和双胍类降糖药以餐前10~30分钟服用较合适。葡萄糖苷酶抑制剂是要求餐前服用的，餐后再吃效果较差，其中阿卡波糖以在吃第一口饭前嚼碎服用效果更好，倍欣则不必嚼碎服用。但是有些口服降糖药服用后会有一些副作用，包括胃肠道刺激症状，如胃部不舒服、食欲缺乏、腹泻等。双胍类降糖药胃肠道刺激症状可能比磺脲类更明显，特别是苯乙双胍（降糖灵），可能引起口中有一种金属味道，还可引起恶心、呕吐、腹痛等。如果有这类副作用，双胍类降糖药也可放在餐后再服。一种药效果好不好，除了其降糖作用强不强，也包括副作用大不大。双胍类药物餐后服用疗效虽然可能不及餐前，但总比不吃为好，而且副作用一般较小。

207. 糖尿病病人忘记服药了应该怎么办？

俗话说"智者千虑，必有一失"，糖尿病病人天天得吃药，日子久了，谁都难免有那么一次、两次忘记吃口服降糖药了，事后想起来时，是应该马上补上呢，还是就算了呢？这决定于忘记服的是哪一种药和是什么时候才想起来的。一般来说，忘记服药可能会引起血糖波动，所以最好是想起来了就补上，晚吃总比不吃好，特别是耽误的时间不太长，及时补上不会产生什么不好的影响。但值得注意的是磺脲药是刺激胰岛素分泌的，如果接近于下顿饭才想起来，这时肚子已空，如果补服或者和下顿饭前的药物一起服用，有可能由于作用太强而引起低血糖症，这时就不一定要补服了。葡萄糖苷酶抑制剂是要求餐前嚼碎服用的，餐后再吃效果较差。这些情况下，也不一定补服了。当然，最好是努力减少忘记服药的情况发生。

208. 为什么口服降糖药必须在医生的指导下使用？

任何药物都有其作用的特点，也就都有其适应证和禁忌证，病人自己对这种情况不一定了解，如果用得不合适，不但无法取得良好的疗效，而且可能会导致一些副作用，有些副作用甚至是致命的。所以口服降糖药最好在有糖尿病治疗经验的医生指导下使用。如格列本脲，优点是作用强，但正因为作用强，如果血糖本来就不太高的病人，过量服用优降糖就可能引起低血糖症，轻者病人遭受心慌、无力、大汗、饥饿难耐等症状的折磨，血糖太低或老年病人，就可能出现昏迷，甚至死亡。苯乙双胍（降糖灵）也是如此，不该服降糖灵的病人，如肝、肾功能不好或年纪太大的病人服用了过量的降糖灵，可能进一步损害肝、肾功能，有时还可能引起致命的乳酸性酸中毒而危及生命。另外，值得提起注意的是，糖尿病的治疗是一种综合性治疗，不只需要药物治疗，还需要进行心理、饮食、运动治疗，还要进行糖尿病监测，综合治疗更需要对糖尿病的完全了解，对口服降糖药性能的充分掌握，这些条件糖尿病病人一般是不具备的，所以口服降糖药必须在医师指导下使用。

209. 怎样选择口服降糖药？

选择口服降糖药是医生的任务，不要求病人学会自己决定用什么药。但是有的病人对药物是一无所知，吃了几年药，连名字都叫不出来，只知道是"大黄片"或者"小白片"，这样吃药就太盲目了，也太缺乏自我保护意识了。所以，我们要求病人对药物的选择有个基本的了解，反对那种"给什么吃什么"的"小白片主义"。选择口服降糖药的品种有以下几个原则：①病型：1 型糖尿病病人只能用双胍类、葡萄糖苷酶抑制剂或者格列酮类 3 种降糖药，而 2 型糖尿病病人 6 种降糖药均可以服用；②血糖高低：血糖较高的用较强或者作用时间较长的降糖药物，反之则用作用比较平和的药物；③胖瘦：较胖的人首选双胍类、葡萄糖苷酶抑制剂或者格列酮类降糖药，偏瘦者首选磺脲类或格列奈类，肠促胰素类一般有轻度减轻体重的作用；④年龄：年长者在服用较强、作用较长或者降糖灵等药物时须加小心；⑤肝肾功能：肝肾功能不好的在用强效或长效降糖药时要留心，而且最好不要用降糖灵。

210. 糖耐量受损者需要服用降糖药物吗？

一般来说，糖耐量受损者主要是进行饮食控制和体育锻炼，不一定要用口服降糖药，特别是磺脲类降糖药。但是，近年来国外有人发现，有些糖耐量受损者也可能发生糖尿病的慢性并发症，主张还是服点药比较好，服药后可以延缓糖尿病的发生。因为糖耐量受损者多数有热量摄取过多和肥胖，所以最好是用不易引起低血糖和体重增加的双胍类降糖药，这类药同时还有增强身体对胰岛素的敏感性的作用。葡萄糖苷酶抑制剂和格列酮类降糖药也可以用。当然，如果服药有困难，血糖又不是太高，单纯饮食控制和体育锻炼也能收到满意的效果。

211. 什么样的糖尿病病人适宜服用磺脲类降糖药？

磺脲类降糖药主要作用是刺激胰岛素的分泌，进而降低血糖的。所以，适合服用磺脲类降糖药治疗的病人应具备以下条件：①经饮食和运动治疗，血糖控制仍不好的病人。如果单纯饮食控制，血糖控制就已经满意者，不应再滥用降糖药物，包括磺脲类降糖药。②有一定胰岛素分泌的2型糖尿病病人，这种病人一般发病年龄比较晚，病程不是太长。对于已经没有胰岛素分泌能力的1型糖尿病病人来说，磺脲类降糖药几乎没什么作用。③体重问题：磺脲类降糖药使用后，胰岛素分泌量增加，糖分就能得到比较充分的利用，在血糖下降的同时，脂肪和蛋白质的合成量就增加，结果可能使病人的体重增加，所以最适合服用磺脲类降糖药物的是体重较轻的糖尿病病人，服用后体重可有一定程度的增加，达到或接近正常水平。对于肥胖或者超重的糖尿病病人，除了血糖较高、单用饮食控制加其他口服降糖药疗效不佳者外，磺脲类降糖药不作为首选药物。

212. 磺脲类降糖药的主要副作用是什么？

像任何一种口服药物一样，磺脲类降糖药也有其副作用，这些副作用包括：①低血糖症：这是磺脲类降糖药最重要，也是最危险的一种副作用。理论上讲，任何一种磺脲类降糖药都有可能引起低血糖症，但实际上各种磺脲类降糖药引起低血糖症的危险性有很大区别，作用越强引起低血糖的机会就越多，从降糖的角度来说作用强者是好药，但从引起低血糖的角度来看，它又不那么好了。②体重增加：这个问题前面已经谈到，体重越大，身体对胰岛素的敏感性越差，磺脲类降糖药的需要量也就越大，最终可能导致磺脲类降糖药继发性失效，而不得不注射胰岛素。③消化道反应：一般而言，磺脲类降糖药的胃肠道反应不大，但在有些病人也可能发生，包括食欲缺乏、恶心呕吐、腹泻或腹痛等，药量减少后消化道反应可能减轻或消失，磺脲类降糖药影响到肝脏引起中毒性肝炎的情况少见。④皮肤过敏反应：包括皮肤瘙痒、起红斑或者荨麻疹、皮肤对光线过敏等，症状不重者可继续服药，较重的病人可服些抗过敏药物，再重者就不得不停用磺脲类降糖药了。因为磺脲类降糖药与磺胺药同属一大类，对磺胺药过敏的人，也要小心对磺脲类降糖药过敏。但是临床上看对磺胺药过敏同时对磺脲类降糖药也过敏的人数不多。⑤其他：如血细胞减少，头晕、视物模糊、身体掌握平衡发生障碍等神经系统反应，均不常见。

213. 什么叫磺脲类降糖药的失效？应该怎样处理？

磺脲类降糖药失效是磺脲类降糖药的一大问题。磺脲类降糖药失效分两种情况，一种叫原发失效，即一开始就没有效果；另一种叫继发失效，是指先有效，后失效。严格地讲，原发失效是在糖尿病治疗开头，在饮食控制、运动治疗并服用最大量的磺脲类降糖药治疗 1 个月以上，效果仍不佳，空腹血糖经常波动在 200 毫克/分升以上，相当少见。而继发失效则是指在使用磺脲类降糖药之初的 1 个月或更长的时间，血糖控制满意，但后来疗效逐渐下降，最后不得不换用胰岛素治疗。实际上真正的继发失效也不常见，多数所谓"失效"其实是饮食不当，运动过少，没有按时足量服药等等原因所造成的。真正的磺脲类降糖药失效可能与胰岛 B 细胞逐渐被破坏，功能衰竭，产生胰岛素抵抗或者合用升糖药物等原因有关。原发或继发失效的处理方法包括：①排除饮食及体力活动因素，即更严格地控制饮食，并加大运动量，以减轻体重、降低血糖；②改进用药方法：有的时候失效与服药量不够，服药时间不合适有关，这种情况时首先必须改进用药方法；③合用其他降糖药或胰岛素：对确实为磺脲类降糖药失效的病人，可以换用其他磺脲类降糖药，或加用双胍类降糖药、葡萄糖苷酶抑制剂、格列酮类药物或者肠促胰素类药物，也可以合用或改用胰岛素治疗。随着糖尿病治疗方法的改善，糖尿病病人存活时间大大延长，我们已经看到很多 2 型糖尿病病人在病程超过 10 年时，出现真正的继发性磺脲类降糖药失效，磺脲类降糖药用足量，再和其他 3 种降糖药一起上，血糖还是控制得不好，这时就需要用胰岛素治疗了。

214. 甲磺丁脲的作用有什么特点？

磺脲类降糖药按其问世的时间和作用的特点可分为两代，甲磺丁脲是目前仍在使用的唯一的第一代磺脲类降糖药，其他都是第二代。甲磺丁脲的代号叫 D860，每片 500 毫克。此药在胃肠道吸收迅速，服药后 2~4 小时出现明显的降糖作用，半衰期（某药在血液中的浓度减少一半时所需要的时间）为 4~6 小时，持续 12 小时后消失。甲磺丁脲作用平和，作用持续的时间比较短，发生低血糖症的机会比较少，即使肾功能有点儿问题，也还是可以小心地使用。甲磺丁脲的另一个特点就是价格比较便宜，很适合于我国目前的国情，故在我国尚未退出历史舞台。甲磺丁脲每天最大用量不超过 6 片。

215. 格列齐特的作用有什么特点？

法国产的格列齐特商品名叫达美康，国内生产的类似产品名就叫格列齐特。格列齐特在胃肠道迅速吸收，在血液中与蛋白质结合，所以消失得比较慢，它的半衰期为 10 ~ 12 小时，是各类降糖药中半衰期最长的之一，所以作用时间比较长，使用 80 毫克片时推荐剂量为每天 2 ~ 4 片。达美康每片 80 毫克，国产的格列齐特有 40 毫克和 80 毫克两种剂量。达美康作用也比较温和，但由于它的作用时间较长，所以从临床上看降糖效果较强。除了刺激胰岛素分泌外，达美康还有降低血液黏稠度，减少血小板凝聚性，预防和治疗糖尿病血管并发症的作用。近年来有一种格列齐特缓释片上市，叫做达美康 30，每天早餐前吃一次即可，一次可服 1 ~ 4 片，比较方便。

216. 格列喹酮的作用有什么特点?

格列喹酮的商品名叫做糖适平，是唯一的一种基本上不从肾脏排出的磺脲类降糖药。糖适平经口服后吸收快而且完全，半衰期最短，仅为 1 ~ 2 小时，8 小时后在血液中已无法测出，而且它的分解产物也没有降糖作用。糖适平最大的特点是它 95% 从肝脏排出，自肾脏排出的比例不足 5%，而且作用温和，很少引起低血糖症。糖适平的这些特点使糖适平具有广泛的使用范围，特别适合老年以及有轻、中度糖尿病肾病的病人使用。糖适平的剂量为每片 30 毫克，最多每天服用 6 片。

217. 格列吡嗪的作用有什么特点?

格列吡嗪商品名包括美吡达、迪沙片。格列吡嗪在口服后也能迅速而完全地被吸收，30分钟后胰岛素已经升高，半衰期仅2~4小时，作用强度仅次于格列本脲和格列美脲，是一种短效磺脲类降糖药，适合于餐后血糖居高不下的糖尿病病人。由于它引起低血糖的机会也很少，所以老年人吃尤为适宜。国外有人主张不用长效降糖药，以免累积起来造成低血糖症，而且刺激胰岛时间太长，可能会引起胰岛功能衰竭，或引起对身体有不良影响的高胰岛素血症，这种观点有一定道理。美吡达、糖适平都属于短效口服降糖药。美吡达每片5毫克，每天最多也是吃6片。迪沙片剂量较小，每天用量不超过12片。近年来有一种美吡达的控释片叫瑞易宁，每天服用一次即可，比较方便，可用于病情不太重的2型糖尿病病人。

218. 格列本脲的作用有什么特点？

格列本脲的商品名叫做优降糖，是最早用于临床的第二代磺脲类口服降糖药，它的作用强大而且持久，是目前作用最强、持续时间最长的一种磺脲类降糖药。优降糖从半衰期来看并不是最长的，为10~14小时，不如现在已不常使用的氯磺丙脲，比达美康长。它作用强大可能与它特殊的代谢方法有关，优降糖半衰期长，代谢产物仍有降糖作用。有人发现优降糖能进入胰岛B细胞发挥作用，所以它的作用时间长而且强度大。降糖作用强的另一面就是引起低血糖症的机会多，现在报道的低血糖症多是由于吃优降糖不合适造成的。优降糖剂量为2.5毫克，国外也有5毫克1片的。许多中药，如消渴丸中也都含有优降糖。优降糖效力强、价格低，现在在我国口服降糖药市场上首屈一指的就是优降糖，其次就是消渴丸，每粒含优降糖 0.25 毫克。有人误传说"优降糖伤肾"，其实没有什么依据。优降糖最主要的副作用是低血糖，严重时足以致死，其他副作用并不大。

219. 格列美脲的作用有什么特点？

现在还有一种叫做格列美脲的药，这是一种比较新的磺脲类降糖药，其降血糖作用的主要机制是刺激胰岛 B 细胞分泌胰岛素，部分提高周围组织对胰岛素的敏感性。格列美脲口服后迅速而完全吸收，空腹或进食时服用对本品的吸收无明显影响，服后 2 ~ 3 小时达血药峰值，降糖效果与格列本脲相近，是较强的一种磺脲类降糖药。格列美脲与胰岛素受体结合及离解的速度较格列本脲为快，代谢产物无降糖作用，故较少引起较重的低血糖。格列美脲服用方便，每天一次即可，每次剂量 2 ~ 4 毫克。

220. 哪些药物可能影响磺脲类降糖药的效果？

本身不是口服降糖药，但会加强或减弱口服降糖药作用的药物不少，在使用中必须加以注意。这些药物包括：①加强降糖作用者：大量饮酒（特别是空腹大量饮酒）、解热镇痛药（如服用大量阿司匹林）、抗菌药物（如磺胺药、异烟肼、青霉素）、β 受体阻断剂及降压药（如美托洛尔、胍乙啶、利血平）、其他（如氨茶碱、甲巯咪唑、别嘌呤醇）；②减弱降糖作用者：升糖激素（如肾上腺糖皮质激素、甲状腺素、麻黄素与新福林等类似肾上腺素的药物）、雌激素（如口服避孕药）、某些利尿降压药（如噻嗪类、硝苯地平等钙离子拮抗剂、呋塞米、二氮嗪等）、中枢抑制剂及抗癫痫药（苯巴比妥、苯妥英钠等）。所以，正在服用口服降糖药的病人，如果同时需要服这些药物，要考虑到它们对血糖的影响，适当增加或减少口服降糖药的剂量。

221. 格列奈类降糖药的作用有什么特点？

格列奈类降糖药不是磺脲类降糖药，但是它们也能和磺脲类降糖药的受体结合，但它们在受体上的结合部位与磺脲类不同。格列奈类刺激胰岛素的分泌，是第二类胰岛素促泌剂。这类胰岛素促泌剂除了能刺激胰岛素分泌外，还能在一定程度上增强胰岛素的作用。格列奈类降糖药的作用特点是快，刺激胰岛素的分泌快，在血液内消失得也快，所以服药后不必等待即可进餐，又被称为餐时降糖药，对抑制肝糖的输出，降低餐后血糖和糖化血红蛋白有帮助。市面上有售的格列奈类降糖药包括瑞格列奈（如诺和龙）和那格列奈（如唐力），常用剂量为每天3次，每次一片。

222. 什么样的糖尿病病人适宜服用双胍类降糖药？

由于双胍类降糖药作用的特点和副作用，以下情况是这类降糖药的适应证：①经饮食控制和体育锻炼，血糖仍未降到满意水平者；②肥胖的高血糖病人，首选降糖药应该是双胍类降糖药，因为服用这类药物不会使体重进一步增加，而且还有点减低体重的功效，有人甚至认为双胍类降糖药可用于糖耐量受损者及肥胖的治疗；③可以与磺脲类降糖药、葡萄糖苷酶抑制剂、格列酮类和胰岛素合用，加强降糖力度，同时加用双胍类降糖药可以减少胰岛素的用量；④双胍类降糖药对空腹血糖的作用较好，可用于空腹血糖升高为主的糖尿病病人；⑤年龄不太大、肝肾功能问题不大，而且没有发生酮症危险的病人，年龄过大（＞75 岁），肝功能不正常，尿蛋白阳性或肾功能不正常，或有酮症倾向的糖尿病病人则不宜使用双胍类降糖药，特别是降糖灵。之所以作这些规定，主要是为了避免双胍类降糖药的副作用，减少糖尿病急性或慢性并发症的危险性，这个问题下面还要谈及。近年来有人发现，二甲双胍有益于人类寿命的延长，这是一个令人感兴趣的发现。

223. 双胍类降糖药的主要副作用是什么？

双胍类降糖药的主要副作用包括：①乳酸性酸中毒：双胍类降糖药，尤其是降糖灵的最严重的副作用就是乳酸性酸中毒。当降糖灵的剂量大于每日 75 毫克时，就会使体内乳酸的生成量有所增加。老年人，或者年龄虽然不太大，但心血管、肺、肝、肾有问题的糖尿病病人，由于体内缺氧，乳酸的生成增多，而其代谢、清除发生障碍，容易发生乳酸性酸中毒，这类病人如服用较大量的降糖灵，发生乳酸性酸中毒的危险性就明显增加。②消化道反应：表现为食欲缺乏、恶心、呕吐、口干、口苦、腹胀、腹泻等，降糖灵引起胃肠道症状的可能性比二甲双胍大，其程度也比二甲双胍严重。③肝、肾损害：对于肝功能不正常，转氨酶升高较严重（高于100单位/升）的糖尿病病人，或是肾功能不好，尿蛋白持续阳性，甚至血中肌酐和尿素氮等废物堆积、升高的病人，双胍类降糖药有使肝、肾功能进一步变坏的危险，最好不用。④加重酮症酸中毒：降糖灵能促进酮体的生成，所以有酮症酸中毒或酮症酸中毒倾向的糖尿病病人不宜用之。

224. 苯乙双胍的作用有什么特点？

我国是目前还用苯乙双胍的少数国家之一，它的商品名叫降糖灵，英文代号DB1。口服降糖灵后很容易吸收，2～3个小时就达到高峰，半衰期为3个小时，6～7个小时就从肾脏排出了，所以效果持续的时间不长。降糖灵单独使用不会引起低血糖症，它的主要副作用是可能引起乳酸性酸中毒。曾经有个病人，大夫给他开的是DB1 25 mg tid，他是一个英文字也不懂，不知道tid是每天3次的意思，就会念那个25，大夫也没交代清楚，他回去不知道怎么吃，就自作主张地一次吃了25片，一下子就吃出了个乳酸性酸中毒，这个教训应该记取。另外，降糖灵对肝脏和肾脏要求也较高，所以欧洲和美国已不再给糖尿病病人服用它了。但是降糖灵确实便宜，我国目前比较便宜的口服降糖药就剩下甲磺丁脲、优降糖及降糖灵了，所以在我国，目前还不能淘汰降糖灵，但要本着小剂量、勤观察的原则，而且年纪太大的人就不要再用降糖灵了。降糖灵每片25毫克，每天最好顶多就吃3片。

225. 二甲双胍的作用有什么特点？

与降糖灵相比，二甲双胍就安全多了。二甲双胍的别名很多，国内深圳产的叫美迪康，它们的剂量都是 250 毫克；澳大利亚产的叫迪化糖锭，剂量是 500 毫克；法国产的叫格华止，剂量是 500 和 850 毫克。品种多，就说明它的销路好，市场大，这与它的作用特点有关。二甲双胍除了双胍类降糖药的一般优点外，还有副作用比较小，引起乳酸性酸中毒的可能性比降糖灵小得多等优点，许多 75 岁以上的老年人服用二甲双胍也没发现什么严重问题，甚至肾脏有点儿问题，尿中有点蛋白的也可在严密监测下使用。根据每片剂量的不同，每天二甲双胍可以吃到 2000 毫克，也就是美迪康 8 片，迪化糖锭 4 片，格华止 2～4 片。

226. 葡萄糖苷酶抑制剂是一类什么药物？

现在国内市场上销售的葡萄糖苷酶抑制剂有两种，一种是日本武田公司产的伏格列波糖，商品名叫倍欣；另一种是阿卡波糖，德国产的拜唐苹和国产的卡博平都属此类。前面已经谈过，由多个单糖组成的淀粉，以及由两个单糖组成的双糖，都必须先分解为单糖才能吸收利用，把单糖从双糖或者多糖上切下来的过程中，葡萄糖苷酶是必不可少的，葡萄糖苷酶抑制剂能使这种酶的作用减弱，所以能延缓糖类的消化和吸收，进而降低血糖，特别是餐后血糖。与双胍类降糖药不同的是，葡萄糖苷酶抑制剂是延缓，而不是抑制糖的吸收。葡萄糖苷酶抑制剂也是一种中等作用强度的口服降糖药，能和磺脲类降糖药、双胍类降糖药、格列酮类和胰岛素合用，加强这些药物的疗效。倍欣剂量较小，每片0.2毫克，副作用也不大。阿卡波糖的副作用主要是消化道症状，如腹胀、排气多、腹泻等，这是较多的没被完全消化了的糖分进入大肠而造成的，多数病人在使用一段时间后或者在减少剂量之后，胃肠道症状可以减轻。阿卡波糖每片50毫克，可每天3次，每次1~2片，进餐开始时嚼碎服用，餐后服用或者整片吞下去则效果较差。阿卡波糖对儿童或青少年，妊娠和哺乳妇女，以及有严重肝、肾功能障碍的病人的影响还缺乏大量研究证据，从它的作用机制来看，用于中轻度肝肾功能不全者应该问题不大。另外，因葡萄糖苷酶抑制剂能阻碍双糖或者多糖的消化，如果病人在服用这类药物时发生了低血糖，最好不要吃糖果、白糖、冰糖或者糕点、馒头等需要消化的食品，而应服葡萄糖粉、葡萄糖液或者静脉注射葡萄糖，否则纠正低血糖的效果不佳。

227. 格列酮是一类什么药物？

格列酮又名噻唑烷二酮，包括吡格列酮和罗格列酮。有人把它们称胰岛素增敏剂，可见它们的作用也不是刺激胰岛素分泌，而是增强胰岛素的作用。研究结果表明，格列酮类药物能够增强组织摄取和氧化葡萄糖，增加糖原和脂肪的合成，减少糖原分解和肝糖的输出而降低血糖。也就是说它们能在多个层次上降低机体对胰岛素抵抗，增强机体对胰岛素的敏感性，对胰岛素抵抗比较严重的糖尿病病人更为适宜。格列酮类药物每天服用一次即可，而且服用时间比较自由。它们的作用不是直接降糖，所以服用后 1~2 周方能显效。格列酮类降糖药副作用并不大，但是有造成水钠潴留，加重水肿的副作用的问题，尤其是罗格列酮，严重时会造成心功能不全以至心力衰竭而危及生命。但只要选择好适应证，不用于水肿或心功能不全者，就没什么问题。格列酮类降糖药可以和磺脲类、双胍类、葡萄糖苷酶抑制剂类、肠促胰素类药物以及胰岛素合用，互相有补充或者加强的作用。

❓ 228. 肠促胰素类口服降糖药有什么特点？

目前已用于糖尿病治疗的肠促胰素类口服降糖药有两种，即长效肠促胰素和肠促胰素降解酶抑制剂。前者能刺激胰岛素分泌，抑制胰升糖素产生，显著降低血糖。这类肠促胰素制剂包括利拉鲁肽和艾塞那肽。后者则通过抑制自身肠促胰素的代谢，增加血液内肠促胰素的水平，进而刺激胰岛素分泌，降低血糖。属于这类的制剂包括维格列汀、西格列汀和沙格列汀等。研究结果表明，肠促胰素类降糖药的作用机制是能够葡萄糖依赖性地增加胰岛素的合成和分泌，抑制胰升糖素过度分泌，减少肝糖生成；还能保护胰岛，增加胰岛 B 细胞数量，延缓胰岛功能下降；此外胰高血糖素样肽-1（GLP－1）还能抑制食欲及摄食，延缓胃内容物排空。如果 GLP－1 的降糖效果很好，它们将有光明的前景。

此外，还有人研究二氯乙酸、矾剂、胰升糖素受体拮抗剂以及阻碍糖类吸收的降糖药物。

229. 哪几种口服降糖药可以搭配使用？

经常遇到这样的情况：一种口服降糖药疗效不佳，必须加上另外一种或两种。实际上，两种不同的药物之间往往有互补作用，它们发挥药效的方式和环节不同，同时使用时作用特点和时间上能互相补充，往往有1加1大于2的功效，其共同效果往往超过把一种口服降糖药剂量加倍的做法。笔者在临床工作中把这种情况总结为"一种药加倍，不如两种药搭配"。所以一种药物每天3片如效果不佳，加到每天6片，作用一般也不会翻番，最好是加用另外一类药物中的一种。各种口服药之间都可以搭配使用，如磺脲类加双胍类，双胍类加葡萄糖苷酶抑制剂，葡萄糖苷酶抑制剂加磺脲类，磺脲类加双胍类再加葡萄糖苷酶抑制剂。以上各种药物还可与格列酮类药物及肠促胰素类降糖药搭配。此外，各种或者多种口服降糖药也可以与胰岛素同时使用。但是，多数人不主张将同一类药物中的两种药物同时使用，如两种磺脲药放在一起或者两种双胍类药物放在一起使用，因为这样把两种同一类的药物同时使用，可能会引起它们之间的竞争，增加的主要是副作用，而不是它们的降糖效果。格列奈类降糖药与磺脲类降糖药都是胰岛素促泌剂，一般也不主张合用。

230. 血糖控制良好了能不能停用口服降糖药？

控制血糖的问题不在于控制的方法和过程，而是必须治而达标，也就是说不管用药与否，必须使年轻的病人空腹血糖降至6.1毫摩尔/升（110毫克/分升）以下，餐后2小时血糖降至7.8毫摩尔/升（140毫克/分升）以下；年长的病人的空腹血糖降至7.0毫摩尔/升（126毫克/分升），餐后2小时血糖降至10.0毫摩尔/升（180毫克/分升）以下，而且不出现低血糖症。达标后能不能停药这个问题不能一概而论。对于多数人来说，血糖控制良好是饮食治疗、运动治疗和药物治疗共同作用的结果，口服降糖药的作用不容低估，一旦停了降糖药，高血糖就会卷土重来。当然，也有一部分病人在其血糖控制好的同时，也学会了如何严格控制饮食，加强锻炼，而且由于血糖的下降，他们体内对抗胰岛素的激素分泌得也少了，身体对胰岛素的敏感性也增强了，他们可以停用口服降糖药了。停药过程中要注意：首先，血糖偏低的时候再停药，如果血糖虽已不错，但是还是在满意范围的高限，最好不要急着停药。其次，停药必须逐渐进行，一片一片地减，能减到什么程度就减到什么程度，不要牺牲血糖而硬减药物。第三，减药后要更加注意饮食治疗和体育锻炼，因为再没有药物的支持，仅靠饮食与运动的功效了。病人不能"好了疮疤忘了疼"，自认为是"糖尿病好了"而放松饮食及运动治疗，造成病情的反复。最后，停药后必须经常监测血糖，如果不行，再吃上口服降糖药就是了。

231. 长期使用口服降糖药会不会损害肝脏和肾脏功能？

有些人看了口服降糖药的说明书后十分紧张，因为上面说了，口服降糖药有影响肝、肾功能的可能，其实大可不必如此。可以说，任何一种口服药都是要经过肝脏和肾脏的代谢、解毒，最终要经过肝脏和肾脏排出的，用药肯定会增加肝脏和肾脏的负担。另外药物本身就是"以毒攻毒"，完全没有副作用的药可以说是不存在的，口服降糖药也是如此。但是必须认识到，血糖控制不好对肝脏和肾脏的损害要比药物本身的副作用大得多，该吃的药就必须吃。另外肝脏和肾脏的储备功能都很大，只要肝脏和肾脏没有什么大问题，转氨酶或者肌酐、尿素氮不太高，除了降糖灵之外，其他降糖药都可以服用，不会对肝、肾有多大的影响。当然，在服用药物的过程中，必须定期监测肝、肾功能，肝、肾功能本来就不太好的病人应选用对肝、肾影响较小的口服降糖药。在此提醒注意，格列酮类降糖药不要用于心脏有问题的病人。

232. 什么情况下病人不宜服用口服降糖药？

不宜使用口服降糖药的情况很多，有些是绝对不能用，有些只是相对不能用，或者说用时要相当小心。这些情况包括：①1型糖尿病病人不宜单用口服降糖药，特别是不能用磺脲类、格列奈类和肠促胰素类降糖药，当然双胍类降糖药、葡萄糖苷酶抑制剂、格列酮类药物与胰岛素合用还是很有效的。②糖尿病孕妇应一律停用口服降糖药，以免目前血糖控制不佳，同时引起胎儿发育的异常。因为口服降糖药能通过乳汁排泄，所以喂奶的女性也不要服用口服降糖药。尽管美国已经突破这个禁忌，中国的糖尿病指南还没说口服降糖药能用于妊娠妇女，所以我们不要自作主张。③肝、肾功能不全者不用或慎用口服降糖药，口服降糖药全部都须肝脏代谢，大多数都要经肾脏排出，肝、肾功能不好的病人服用口服降糖药可能发生药物积累中毒或发生低血糖症，还可能进一步损害肝、肾功能。④心功能不好或者心绞痛、心力衰竭患者不要用格列酮类药物。⑤糖尿病急性并发症：如感染、肺结核、糖尿病酮症酸中毒、高血糖高渗状态等病人使用口服降糖药效果很差，有些还可能加重酮症酸中毒或引起乳酸性酸中毒，最好不用。⑥比较严重的糖尿病慢性并发症，特别是发展到Ⅲ期或Ⅲ期以上的肾脏及眼底病变者单用口服降糖药效果不佳，应积极改用胰岛素治疗。当然在使用胰岛素的同时，加用适宜的口服降糖药是有益的。⑦其他急症：如心肌梗死、手术、创伤等情况发生时，也应短期使用胰岛素治疗。

233. 病人不能进食时应如何服用口服降糖药？

这是糖尿病病人和糖尿病医生常常碰到的一个问题，因为全身的或胃肠道局部的疾病，病人吃不下饭，给用药带来了困难。服药吧，怕因不能进食而造成低血糖症；不服药吧，又怕血糖因此会升得很高。一般而言，有其他疾病的病人，即使不吃东西，血糖也会升高，从这个角度来看，不能进食的糖尿病病人也不能自作主张，随便停药。当然，不吃饭再服降糖药，特别是刺激胰岛素分泌的药物确实有引起低血糖的可能。为了避免以上的情况发生，对这类病人要做到以下几条：①密切检测血糖、尿糖和尿酮，然后根据化验结果选择对策，做到心中有数；②尽量争取进食，为正常用药创造条件，可进食容易消化的流食、软食，最好采用少量多餐的方法进餐，保证基本热量的充足，而且病人也比较容易耐受；③根据血糖的高低和进餐量的多少，选择或调整用药量以保持血糖的稳定，避免低血糖症或者酮症的发生；④如确实完全无法进食，应视为急症，争取去医院治疗，通过静脉补液和补充糖分，使用适当的口服降糖药或胰岛素，帮助病人渡过难关。

234. 为什么糖尿病病人必须控制好血压？

中国人高血压的发病率很高，在糖尿病病人中，高血压的发生就更为常见。据估计，我国目前高血压病人超过21%，其中只有一半自己知道有高血压，知道有高血压的人中只有一半进行了治疗，治疗的人中只有一半达到基本满意的标准。糖尿病病人中高血压患病率更高，60岁以上的糖尿病病人高血压的患病率高达一半。这么些个一半说明我国人群，特别是糖尿病人群中高血压问题的严重程度。高血压是引起糖尿病的一个独立因素，也就是说，有高血压的人就更容易得糖尿病，反之，糖尿病病人也容易得高血压，它们是互相影响、互为因果的。有人把高血压比作"无形的杀手"，这真是再恰当不过的比喻了，平时高血压可能没什么明显的症状，到时候就会露出其狰狞的面孔来了。特别是糖尿病病人，血管脆弱，血管内壁不光滑，血液黏稠度高，红细胞变形能力也差，再加上高血压，血管进一步收缩变窄，很容易发生阻塞或出血。阻塞的结果就是脑血栓、脑梗死、心绞痛、心肌梗死、下肢溃烂，结果不言而喻。因血压高引起的血管破裂出血也很严重，可引起脑出血、突发双目失明等。另外，高血压还能使尿蛋白增多，肾脏功能急剧恶化。国外 UKPDS 研究发现，对于2型糖尿病病人的大血管并发症来说，高血压的危害甚至比高血糖更大。所以糖尿病病人的高血压问题必须予以足够的重视，给予积极的治疗。对糖尿病病人来说，必须十分注意并经常监测血压的变化，初诊糖尿病病人必须量血压，上一次看病时血压高的人，这次就医时必须复查血压，即使血压不高，每 3 个月也必须监测血压 1 次。降压药必须坚持服用，一旦停药，高血压往往卷土重来，而血压经常高高低低地波动，对病人更加不利。坚持服用降压药的道理和坚持服降糖药是一致的。

235. 糖尿病病人常用的降压药有哪些?

和控制高血糖一样，控制高血压也是"贵在达标"。有的人发现有高血压后，随便吃点儿药就不闻不问了，这种态度不可取，要知道治不达标，等于没治。年轻糖尿病病人血压应控制在 130/80 毫米汞柱以下，老年糖尿病病人血压的控制标准应该是 140/90 毫米汞柱以下。糖尿病病人在使用降压药之前，必须注意生活习惯的改善，包括多进高纤维低脂少钠饮食、减肥、忌烟酒等，如果采取这些措施后血压仍高于上述标准时，应立即服用降压药。如果用药后血压仍未达标，就要加药或者换药。目前可用于糖尿病高血压治疗的药物种类很多，包括：①钙离子拮抗剂：尼莫地平、尼群地平、硝苯地平、苯磺酸氨氯地平等，除了降低血压外，还有缓解心绞痛的作用，为糖尿病高血压的首选治疗药物之一，某些钙离子拮抗剂可能使血糖升高，但平时我们治疗高血压时的剂量并不足以影响糖代谢；②血管紧张素转换酶抑制剂（ACEI）：卡托普利、依那普利、培哚普利等，它们不影响糖、脂代谢，还可降低尿蛋白，也是糖尿病高血压首选治疗药物之一，但血肌酐升高者不能用，个别人服用卡托普利后会有干咳等症状；③血管紧张素受体拮抗剂：如氯沙坦钾、缬沙坦，用后能与血管紧张素转换酶抑制剂发挥异曲同工的作用；④利尿剂：包括噻嗪类利尿剂如呋塞米（速尿）、氢氯噻嗪、复方降压片，有升血糖、升血脂作用，可致低血钾，使用时要注意补钾；⑤α受体阻断剂：如哌唑嗪，使用中须注意避免直立性低血压；⑥β受体阻断剂：普萘洛尔、美托洛尔等，可抑制胰岛素分泌，但又抑制胰升糖素分泌，总的来看对血糖影响不大，心功能不全者使用时要小心；⑦血管扩张剂：如利血平等。总之，虽然治疗糖尿病高血压的药物很多，但它们有各自的特点，有不同的适应证和禁忌证，使用时最好由医师来掌握。

236. 糖尿病病人血压波动很大时怎么办？

正常人躺着时血压较低，站起来后血压适当升高，以维持大脑的供血需求。可有的糖尿病病人血压很难办，他们躺着时是高血压，坐起来成了"中血压"，站起来又变成了低血压。您把他当成高血压治吧，他又有体位性低血压；您把他当做低血压治吧，他又确实是个高血压病人，叫人不知道怎么办才好。大家已经知道，这种血压异常是糖尿病神经病变引起血管的收缩与舒张功能不好造成的，治疗起来比较棘手。主要处理方法如下：①如果有脱水、缺钠的，可以稍微吃盐多一点儿，必要时可服用药用氯化钠；②睡前服用长效降压药，如米诺地尔等，使夜间血压不至于太高，起床时发生低血压的机会就可能减少；③运动前给短效升压药，如麻黄碱、麦角胺等，以免运动中发生直立性低血压；④中医、中药治疗，有时可取得满意的效果；⑤生活调理：包括睡觉时用高枕头，平时起床不要太猛，要穿紧筒长袜以促进血液从下肢回流到脑等等。有人说，有直立性低血压者夜间起床时先坐半分钟以上再站起来，可避免许多心、脑血管问题。这做起来不难，糖尿病病人可以一试。

237. 为什么糖尿病病人必须控制好血脂？

血脂就是指人体血浆内脂肪类化合物，包括甘油三酯（又叫中性脂肪）、胆固醇（包括胆固醇酯和游离胆固醇）、磷脂和游离脂肪酸。由于这些脂肪多半不溶于水，所以在血液中，它们大都与蛋白结合，生成脂蛋白，所以血脂异常，必然要表现为某些脂蛋白水平的升高或者降低。细心的读者会发现，我们在谈血糖、血压和血液黏稠度不正常时就简单地称之为高血糖、高血压、高血黏，但谈到血脂不正常时，就小心地避免"高血脂"或者"高脂蛋白血症"的说法，而是说"血脂异常症"。这是因为血脂不正常时，不是各项指标都高，病人的甘油三酯（TG）、总胆固醇（TC）、低密度脂蛋白胆固醇（LDL – C）等"坏脂蛋白"是高的，而对身体有利的高密度脂蛋白胆固醇（HDL – C）等"好脂蛋白"反而是低的。血脂异常症是引起动脉粥样硬化，进而造成冠心病和脑血管意外的首要因素，与高血糖、高血压、高血黏统称为"四高"，是威胁糖尿病病人健康与生命的主要危险因素。糖尿病病人中血脂异常症相当常见，有些病人的甘油三酯高得出奇，比正常高限要高10多倍！美国糖尿病学会指出，糖尿病病人发生大血管病变的三个主要危险因素就是血脂异常症、高血压和吸烟。还有人研究发现，血浆总胆固醇降低10%，高密度脂蛋白升高10%，就能使冠心病死亡率下降2%。所以积极预防和治疗糖尿病病人的血脂异常症，对减少其血管并发症，特别是大血管并发症，从而降低糖尿病病人的残疾率和早死率都是至关重要的。近年来大量研究表明，血脂异常症不只影响血管，还能损伤人体多个组织和器官，甘油三酯和游离脂肪酸沉积在肝脏造成脂肪肝，沉积在肌肉加重胰岛素抵抗，沉积在胰岛引起"脂毒性"和"脂凋亡"而破坏胰岛。甘油三酯水平超过5毫摩尔/升可诱发可怕的坏死性胰腺炎。所以血脂异常症不得不防，不得不治。

238. 如何治疗糖尿病的血脂异常症？

和不用"高血脂"这个名词一样，我们不把治疗血脂异常症叫做"降脂"，而称之为"调脂"。调脂就是要使升高的对身体有害的血甘油三酯、胆固醇和低密度脂蛋白胆固醇水平有所下降，同时使降低的对身体有利的高密度脂蛋白胆固醇水平逐渐升高，以预防血管并发症的发生和发展。大家知道血糖和血脂密切相关，所以要想治疗糖尿病的血脂异常症首先必须控制好血糖，血糖降低后，血脂，尤其是甘油三酯水平会显著下降。另外，血脂的一部分来自饮食，所以糖尿病病人宜进高纤维低脂饮食，特别是要少吃富含饱和脂肪酸的动物油，以及富含胆固醇的动物内脏和鱼卵、蟹黄、虾子等海产动物食品。运动疗法对血脂异常症和肥胖的控制也很有益。特别值得提出的是吸烟是导致动脉粥样硬化的主要危险因素，糖尿病病人必须戒烟。如果采取了上面所说的措施后，血脂仍不正常，则必须同时服用调脂药物，现在市面上可以买到的调脂药种类很多，主要分以下几类：①降甘油三酯类药物：如亚油酸、γ亚油酸、深海鱼油、多烯康等；②降甘油三酯为主，降胆固醇为辅的药物：如烟酸、烟酸肌醇酯、贝特类调脂药，后者商品名的最后两个字多叫"贝特"，如非诺贝特，种类繁多，疗效较好；③降胆固醇为主，降甘油三酯为辅的药物：这类药名的最后3个字多为"伐他汀"，故又称他汀类调脂药，如普伐他汀、辛伐他汀等；④降胆固醇类药物：如考来烯胺等。糖尿病病人要在医师的指导下，正确地使用这些药物，以达到满意的调脂结果。在服用调脂药血脂降到正常后也不能随便停药，否则血脂异常症可能卷土重来，可减少剂量或隔日服用，以维持血脂的正常。

239. 为什么糖尿病病人必须注意血液黏稠度问题？

除了高血糖、高血压和血脂异常症之外，糖尿病病人还有血液黏稠度升高的问题也必须予以注意。影响血液黏稠度的因素包括：①血细胞因素：血细胞数量、血细胞大小、血细胞状态、红细胞变形性、血小板功能；②血浆因素：血浆蛋白质（特别是纤维蛋白原、免疫球蛋白）、血糖、血脂、纤溶活性；③血管因素：血管长度、口径和血管内壁光滑度。上述3方面出现障碍，血液黏稠度长期处于增高状态时，可发生高黏滞血症，简称高血黏。高血黏对糖尿病病人的危害很大，能引起血液瘀滞、供血不足、血管损伤、局部缺氧缺糖和酸中毒，最终加速糖尿病大血管、微血管及神经并发症的发生和发展。此外，高血黏还可影响糖尿病的治疗。高血黏的防治包括：①饮食疗法：包括清淡、低脂、低糖饮食，多吃鱼肉、瓜菜、黑木耳、蒜、茶；②适当锻炼：可增强心肺功能，降低血黏；③戒烟：吸烟可使血管收缩，血黏加重；④降糖、降压、调脂：

有利于降黏；⑤药物：红细胞聚集性强者可用双嘧达莫（潘生丁），红细胞变形性差者可用三磷酸腺苷、己酮可可碱，纤维蛋白原增高者可用蝮蛇抗栓酶、尿激酶，血小板聚集性强者可用阿司匹林、氯吡格雷、藻酸双脂钠，可用中药有活血化瘀药，如丹参、川芎、红花、桃仁、当归、赤芍等；⑥血液稀释法：适用于红细胞增多者。

240. 糖尿病病人能服用可的松一类的药物吗？

糖尿病病人每天吃药已经不少，所以其他药如果是可吃可不吃，最好不再吃了。但是有些药，明知对血糖控制不利，糖尿病病人还不吃不行，如肾上腺糖皮质激素（又称类固醇激素）有时就不得不吃。肾上腺糖皮质激素包括可的松、氢化可的松、泼尼松以及地塞米松等，它们在消炎、抗过敏、治疗自身免疫性疾病及抢救危重病人过程中有着很好的疗效。但是，肾上腺糖皮质激素类药物也有不小的副作用，其中主要的一条就是可引起糖和脂肪代谢的紊乱，使血糖升高，甚至可引起类固醇激素性糖尿病，还能造成血脂异常和骨质疏松。所以，糖尿病病人是否可用这类药物需要衡量利弊，可以不用者当然不用，可以少用者当然不要多用，可短时间用者不长时间用。但如果必须使用，比如同时有血液病、类风湿关节炎等免疫疾病、严重的支气管哮喘、肾病综合征、肝硬化腹水以及一些眼科疾病等，不用肾上腺糖皮质激素就没有什么好办法了，此时就别再犹豫。好在我们有其他办法可以对抗可的松类药物的升糖作用，可以使血糖及血脂维持在正常水平。

241. 糖尿病病人出现皮肤疼痛和麻木怎么办？

皮肤疼痛和麻木，特别是双手、双脚对称性地出现疼痛和麻木，是糖尿病周围神经病变的主要表现，有时真正达到了痛不欲生的程度，病人疼得"恨不得自杀"。神经痛的治疗比较困难，目前还没有什么特效药物，现在临床上常用的药物包括：①维生素类：比较有效的是 B 族维生素，维生素 B_1、维生素 B_{12}、维生素 Bco，特别是较大剂量的甲基维生素 B_{12}（商品名叫弥可保、怡神保）效果较好；②肌醇类药物：可能能增加神经的营养，减轻症状，但其疗效如何还有待于观察；③血管扩张剂：选用这种药物是基于糖尿病神经病变是血管病变的结果这一设想，常用药包括羟苯磺酸钙、山莨菪碱（654－2）、己酮可可碱等，据说有较好的疗效；④醛糖还原酶抑制剂：是一种很有前途的药物，如 sorbinil、toltrestat，可惜现在国内可供选择的此类药物不多；⑤精神科用药：疼痛严重的糖尿病神经病变病人可试用精神科的抗抑郁药，如卡马西平、奋乃静、阿米替林、丙咪嗪等，要在医生指导下服用；⑥中药：有时有较好的疗效。

242. 糖尿病病人出现出汗异常的情况怎么办？

大汗淋漓也是糖尿病自主神经病变的一种表现，由于控制出汗的神经功能出现障碍，病人好出汗，有的病人诉说，一动就出一身汗，吃饭、说话、睡觉都满身是汗。有时出汗部位不均一，如不少病人是身上和脸上好出汗，四肢汗不多。有的病人是半身出汗，另外半身不出汗等等。也有的病人是不出汗，怕热，甚至引起体温升高。出汗多虽然不是什么大毛病，但有时也让病人挺不舒服，因而需要治疗。可惜的是糖尿病自主神经病变的西医治疗手段不太多，所以最好还是防患于未然，也就是说，最好是控制好糖尿病，不发生自主神经病变。这就要求首先做好饮食控制、体育锻炼和降糖治疗，长期保持良好的血糖控制。一旦出现经常性大汗淋漓的症状，也不要紧张、焦虑，因为出大汗本身对身体的损害并不大，越是紧张汗就越多。如病人正处于更年期，可以用用谷维素等类药物。如果大汗淋漓，可试用收敛剂，使汗出得少些，如已酮可可碱和山莨菪碱等。中医利用阴阳、气血进行分型，辨证施治，治疗多汗或无汗往往可收到良好的效果。

243. 糖尿病病人出现腹泻与便秘交替的情况怎么办？

糖尿病病人由于控制胃肠道自主神经病变，往往有排便障碍，以便秘多见，也有的表现为腹泻，或者是腹泻与便秘交替出现，让病人痛苦不堪。比如不少病人是经常性的便秘，几天大便一次，大便干硬结球，吃了泻药，就腹泻不止，然后大便更干，老没有好的时候。有的表现为清晨腹泻，中医上叫做"五更泻"。通常治疗方法包括：①控制好糖尿病，特别是血糖，减少或延缓自主神经病变的发生和发展。②多吃富含膳食纤维的食品，以利通便。③养成良好的大便习惯，有人认为，清晨起来喝一杯温开水，不管有没有便意，十分钟后如厕，这样养成良好的大便习惯，对保持大便通畅十分有效，病人不妨一试。④B族维生素；

据说对保持大便正常有效。⑤大便秘结者可采取通便措施，包括使用通便剂，如复方芦荟胶囊、麻仁润肠丸、麻仁滋脾丸等，晚间一次服用。注意不要等到大便已经很干时再使用，到那时候少量通便药效果不佳，多吃了通便药又会引起腹泻。最好不用峻泻剂如硫酸镁等，酚酞和果导片对糖尿病病人来说也会引起腹泻，最好也不用，以免泻后大便更干。便秘的同时有腹胀、吃完的饭堵在上腹"不往下走"等症状，可能是因为胃肠蠕动慢所造成的，可用些多潘立酮（吗丁啉）、莫沙必利等药物。开塞露对身体影响不大，也可以使用。⑥腹泻：可用些收敛剂，如可乐定、山莨菪碱（即654-2）、铋剂（如次碳酸铋）、易蒙停、黄连素等。⑦中药治疗大便失常很有见地，分阴阳、实虚、气血、脏腑，因人而异地进行治疗。

244. 糖尿病病人出现排尿困难或者小便失禁的情况怎么办？

排尿困难可引起尿潴留，病人有尿尿不出来，或者难以排尽；所谓尿失禁，就是指小便滴滴答答，淋漓不尽。尿潴留和尿失禁在糖尿病病人都不少见，这是控制膀胱和尿道肌肉的自主神经功能障碍的结果。排尿障碍不但能给糖尿病病人带来痛苦，而且还可增加泌尿系感染和外阴皮肤感染的机会。有时因为排尿障碍，使用尿液检查来观测病情带来困难。病人膀胱内储存大量尿液，虽然我们给他查的是"次尿"或"段尿"，实际上查来查去可能就是那一泡尿的一部分，给我们观察病情、调整治疗造成误导。所以，排尿障碍也需要治疗。即使对主要由于前列腺肥大引起排尿障碍的病人，治疗好泌尿系统的自主神经病变，也有利于症状的减轻。常用的治疗包括：①控制好糖尿病，减轻自主神经并发症。②预防和治疗泌尿系感染：泌尿系感染在糖尿病病人十分常见，有时可能没有症状，常与排尿困难互为因果，治疗中必须予以注意。如有泌尿系感染，治疗时间要足够长，否则容易反复。③西药：如包括多潘立酮（吗丁啉）以及非那雄胺（保列治）等等。④中药。

245. 中医、中药在糖尿病治疗中的地位如何？

祖国医学对糖尿病早有论述，千百年来积累了丰富的治疗经验，是治疗糖尿病及其并发症的一大宝库，有许多治疗方法和疗效是西医、西药所不具备的，所以，治疗糖尿病必须采取中、西医并重的方法。但是，必须认识到的是中医、西医在治疗糖尿病方面各有特长，也各有其弱点，应该发挥各家所长，并充分利用另一治疗体系的特长，才能达到良好的中、西医结合治疗糖尿病的目的。西医的特点是疗效强而明确，特别是降糖作用，中医、中药无法比拟，目前尚未发现降糖作用很好的中药。若想用中药和西药比降糖效果，那是用中药之短比西药之长。那么中医中药的优势何在呢？笔者认为其一，是明显的减轻症状的效果，中医通过辨证论治，往往能解决西医所难以解决的问题。举例说，有的病人血糖控制已很好，尿糖已阴性，却仍感到口干又不欲饮，疲乏无力，西医不好解释这种现象，也没有什么特殊治疗办法。而中医则认为降糖只是解决了"标"的问题，没有改变肾阴虚的"本"。中医认为糖尿病的"本"是贯彻始终的阴虚，特别是肾阴虚。糖尿病早期为阴虚热盛，中期为气阴两虚，晚期为阴阳俱虚。主张用补肾、养阴、清热、利湿等治则，如六味地黄丸类药物，确实能取得良好的效果。中医、中药的另一大优势就是治疗并发症，对糖尿病的慢性并发症，西医、西药有时也一筹莫展，如中等程度的肾脏或眼底病变，糖尿病的神经病变等。中医则可能通过辨证论治，采取全身综合性的治疗，达到满意的效果。第三，部分中药还有辅助降糖作用。所以，中、西医结合，主要靠西医降糖、调脂、降血压，靠中医辅助降糖、减轻症状、防治并发症是一个很好的思路。同时应提醒病人，在进行中医、中药治疗过程中注意避免大量服用蜜丸药、含糖冲剂和口服液，以免造成血糖波动。

246. 中医治疗糖尿病的原则是什么？

中医治病的最大特点和优点是整体观念、辨证施治和因人施治，把人体当做一个统一体，因人而异地分析、治疗。中医认为作为一个疾病来说，糖尿病的共性是热与虚，尤以肾阴虚多见。阴虚则生内热，燥热则伤阴津，所以病人常有津液不足的表现，证见口干、舌燥、喜饮、盗汗等，同时因肝阴、心阴、脾阴、肺阴和胃阴的不足而出现一系列临床表现。到了晚期，阴虚日久，导致脾肾阳虚，临床上又出现了虚寒之证。糖尿病的血管及神经并发症则多属于气滞血瘀之证。所以中医治疗糖尿病的主要治则包括清热润燥、滋阴补肾、活血化瘀等，除能减轻症状，治疗并发症外，还有轻度降糖的作用。值得注意的是临床上有些药物名字虽像中药，但实际上是中西医结合的药物，体现了中西医结合的思想，如加工工艺良好的话，也不失为一种有效的糖尿病治疗药物，这类药物中所用的西药主要是优降糖，如消渴丸中每 10 粒含优降糖 1 片，在使用中切莫将之误认为"纯中药",以至引起严重的低血糖症而危及生命。值得提醒的是有些厂家见利忘义,明明有西药,但却宣传是"纯中药",以迎合某些病人"纯中药就好"的误解,推销其产品,医务人员和病人不得不防。

247. 按摩、针灸能治疗糖尿病吗?

按摩和针灸都是祖国医学宝库中璀璨的明珠,对各种疾病都有着不同的疗效,在糖尿病治疗过程中,对解除糖尿病病人血管和神经病变的症状也有显著的作用。但是,到目前为止,按摩与针灸对血糖控制的作用尚缺乏有力的证据,有待于进一步研究和证实。如果有人说,按摩和针灸可以根治糖尿病,那就是夸大其词,不可相信了。同时,值得提醒的是糖尿病病人的皮肤比较脆弱,感觉不太灵敏,对感染的抵抗力也不强,而按摩及针灸都有损伤皮肤的可能性,一旦造成皮肤感染,那就得不偿失了,这是糖尿病病人在作按摩或针灸时所必须加以注意的。

248. 为什么要提倡科学的糖尿病治疗方法?

目前,糖尿病病人数量急剧增多,社会各界都在努力研究和开发降糖药物、降糖食品和降糖器具,已有一些确有实效的产品问世,这是一种好的现象。但由于我们的药品和保健品市场监督还不够健全,一些不科学甚至有害健康的"疗法"也应运而生,有些还颇具欺骗性,使很多病人上当受骗。不科学的治疗方法的表现形式多种多样，主要为：①夸大某些中成药的降糖疗效：有些人把可能有一定糖尿病治疗作用的中药排列组合成方，随意夸大宣传，错误宣传一些所谓偏方、验方甚至说是什么"祖传秘方"，能够"根治糖尿病"等，这是一种不负责任的态度，甚至是一种欺骗行为；②利用宣传媒介，选择耸人听闻的新名词，如什么"糖毒小体"、"纳米技术"、"活胰因子"、"基因置换"等，把一些名不副实的保健食品、保健品或药物捧上了天，以推销产品；③夸大宣传气功、针灸、按摩作用等的功效，此外还有什么"埋豆降糖"、"洗脚降糖"，以及各种疗效不明的治疗机等。所以，糖尿病病人要增强糖尿病的基本知识和识别真伪的本领，科学地对待疾病，对待保健食品、保健品和降糖药物，切勿听信巫医假药的欺骗宣传，随意停止正规的治疗，以免白花了钱还耽误了病情。也希望新闻媒介把好关，正确、负责地进行宣传。糖尿病协会和学会也应把为糖尿病病人发现、验证和推荐切实有效的辅助治疗方法当作自己义不容辞的责任，为糖尿病防治事业做出贡献。

（七）糖尿病的胰岛素治疗

249. 使用胰岛素治疗的好处是什么？

糖尿病病人经常会遇到打不打胰岛素的问题。有时候病人对医生说："大夫，我不愿意打胰岛素针"。实际上可以说，没有人愿意打胰岛素，不少人觉得打针麻烦、疼痛，有人怕"打上胰岛素就撤不下来了"，千方百计地抵制注射胰岛素。所以，我国2型糖尿病病人使用胰岛素治疗者（15%~20%）比西方（约40%）少得多。国外有人评价说："一个国家2型糖尿病病人打胰岛素的比例反映这个国家糖尿病的治疗水平"，有一定的道理。胰岛素治疗确实能给病人带来很大好处，主要是能使病人的病情获得最好的控制，使其糖、蛋白质、脂肪、水盐及酸碱代谢平衡维持正常，防止或延缓糖尿病急性和慢性并发症发生与发展，使病人维持良好的体力及精神状态，维持正常的生长、生活与工作。其次，胰岛素治疗是一种最生理的疗法，一种对肝、肾、胃、肠影响最小的糖尿病治疗方式，也就是说除了引起低血糖外，它的副作用最小。第三，随着口服降糖药价格的猛涨，胰岛素的治疗花费也相对较低。有些打胰岛素的病人告诉医师说，他们在打胰岛素前十分紧张、恐惧，实际打起来才感到打胰岛素也没那么可怕，反而自我感觉良好。所以，该打胰岛素的病人千万不要抵制不打，以免贻误病情。

250. 什么样的糖尿病病人要用胰岛素治疗？

以下几种情况是胰岛素治疗的适应证：①1型糖尿病病人，他们不打胰岛素就很容易发生酮症酸中毒而危及生命；②口服降糖药失效的2型糖尿病病人，尤其是发病初期血糖较高者或体重下降而至消瘦者，这类病人不打胰岛素就难以得到满意的控制，久而久之就会发生糖尿病慢性并发症；③有较重的糖尿病急性并发症者，如糖尿病合并感染、肺结核等、酮症酸中毒、高血糖高渗状态以及内外妇儿科急症、外伤、手术等；④有较重的糖尿病慢性并发症者，如中期及中期以上的糖尿病视网膜病变和较重的早期肾病及临床肾病等，为了防治这些并发症的恶化，避免双目失明或者尿毒症等悲剧的发生，也必须注射胰岛素；⑤糖尿病妊娠或妊娠糖尿病病人，一般主张，糖尿病病人准备怀孕时就应开始注射胰岛素，使糖尿病获得最好的控制，最后平平安安地生下一个健健康康的孩子来。

251. 2 型糖尿病病人打了胰岛素后会变成 1 型的吗？

有人该打胰岛素而坚决不打，是因为害怕"打上胰岛素后非胰岛素依赖型糖尿病就会变成胰岛素依赖型的"，这种想法实际上只是一种误解。前面说了，1 型糖尿病和 2 型糖尿病从病因、病理上来看是一个疾病的两种类型，之间不可能互相转变。病人到底是哪一类型的，与打胰岛素与否毫无关系，打不打胰岛素只能根据临床需要。1 型不打胰岛素也还是 1 型，不打胰岛素马上就会发生问题；而 2 型糖尿病打了胰岛素也还是 2 型，即使强行停用胰岛素，也不过是血糖控制不佳，不会立即发生严重的后果。所以如果糖尿病病人有打胰岛素的指征，就应该立即注射胰岛素。

252. 是不是打了胰岛素就撤不下来了？

还有人不提变不变胰岛素依赖型糖尿病的问题，他们主要怕的是"胰岛素就像大麻似的，会上瘾，一打上胰岛素就撤不下来了"。实际上并非如此，人体本身就能产生胰岛素，打上怎么能成瘾呢？也就是说胰岛素不是麻醉药，也不会上瘾。首先必须说明，有些人打了胰岛素后的确是撤不下来了，但这不是打上胰岛素的结果，而是他们由于各种原因，不得不长期坚持打下去。比如说，原来就是 1 型糖尿病，只不过是挺着不打胰岛素罢了。又比如说，病人的肾脏和眼底病变严重，不打胰岛素就无法制止眼病和肾病的进展。还有的人没有上述情况，但是一不打胰岛素血糖就无法控制。这些人就需要长期打胰岛素了。也有些人打胰岛素完全是为了控制血糖，在血糖控制好了以后，就可以逐渐地减少胰岛素的用量，有些人最后可以完全停用胰岛素。笔者发现许多 2 型糖尿病病人在病程达到 10 年左右时，胰岛功能渐趋衰竭，血糖难以控制，但用了一段时间的胰岛素后，随着血糖的下降，胰岛素分泌功能又有所恢复，身体对外来胰岛素的反应性也增强，他们又能停用胰岛素而服用一段时间的口服降糖药。当然如果病程再长，有些 2 型糖尿病病人就不能完全离开胰岛素了。

253. 按作用时间分类，胰岛素制剂有哪几种？

胰岛素的种类很多，目前多按作用时间、分子结构及纯度分类。所谓按作用时间分类，就是按开始发挥作用的时间、作用高峰出现的时间及效力持续的时间分类，一般可分为 4 大类：①短效类：又叫速效胰岛素或正规胰岛素。制剂中不含鱼精蛋白，外观澄清透明，可供皮下、肌内或静脉注射，作用高峰时间 1～3 小时，效力持续时间 5～7 小时。目前市面上常用的短效胰岛素包括国产短效胰岛素、诺和灵 R、诺和锐、优泌林 R、优泌乐和甘舒霖 R，其中的 R 就是指短效。②中效类：有些中效胰岛素含鱼精蛋白，胰岛素与鱼精蛋白二者的比例为 1：1，不含过剩的鱼精蛋白，外观呈毛玻璃样，可单独使用，也可与短效类合用，用时各自发挥其作用。常用制剂包括诺和灵 N 和优泌林 N，这个 N 代表中效。预混胰岛素仅可皮下或肌内注射，不能静脉注射，高峰时间 6~12 小时，效力持续时间 18~24 小时。③预混类：是把一定比例的短效和中效胰岛素预先混合好，以利临床上使用。常用的比例为短效：中效 = 3：7（如诺和灵 30R、诺和锐 30、优泌林 70/30）和短效：中效 = 5：5（如诺和灵 50R），其中 R 前面的数字，就是预混胰岛素内短效胰岛素所含的百分比。近年来问世的诺和锐 30 和优泌乐 25 也属于预混胰岛素，但它们不含鱼精蛋白。④长效类：含过量鱼精蛋白，胰岛素：鱼精蛋白 = 1：（1.5~2），故在与短效胰岛素合用时每单位可结合 0.5~1 单位短效胰岛素，形成中效胰岛素。外观不透明，只能做皮下注射，高峰时间 10~16 小时，效力持续时间 28~36 小时。目前还有一些作用时间更长的超长效胰岛素类似物，作用可达 24 小时以上，下面还要作介绍。

254. 按分子结构分类，胰岛素制剂有哪几种？

按分子结构分类，胰岛素可分为猪胰岛素、人胰岛素和胰岛素类似物三大类，牛胰岛素已经停止生产。下面谈谈这些胰岛素制剂：①猪胰岛素：自猪胰腺提取而来，分子中仅有一个氨基酸与人胰岛素不同，也就是说它与人胰岛素结构最接近，所以疗效较高，抗原性较低，目前我国自行生产的胰岛素制剂主要是猪胰岛素。②人胰岛素：显然不会是从人的胰腺中提取的。人胰岛素早先是从猪胰岛素转化而来，即是把猪胰岛素分子中与人胰岛素不同的氨基酸换成和人胰岛素一样的氨基酸，从而变成人胰岛素的，这种胰岛素制剂贵过黄金，并不实用，现在的人胰岛素制剂则多是利用基因重组技术人工合成的。人胰岛素疗效高，抗原性低，但价格较贵。目前我国市场上所见到的人胰岛素主要来源于丹麦和美国，少量是国产的。③胰岛素类似物：不是天然而是人工合成的一类胰岛素制剂，在合成中对其分子结构进行了修饰，使其与人或动物胰岛素的结构都不相同，作用上有其独到之处。目前市场上有的胰岛素类似物包括短效的诺和锐、优泌乐、甘舒霖，预混的门冬胰岛素30（诺和锐30），以及超长效胰岛素类似物甘精胰岛素（如来得时、长秀霖）和地特胰岛素（如诺和平）。胰岛素类似物的效果肯定好于人胰岛素制剂，否则它们就没有存在的理由了。这些优势表现在：第一是作用快，降低餐后血糖和糖化血红蛋白效果佳；第二是发生低血糖的危险性较低；第三是生活便利，您在注射完短效胰岛素类似物后不必等待，可以立即用餐。实际上，胰岛素的类似物可以变化无穷，给我们带来无尽的遐想，比如能不能发明口服胰岛素制剂？能不能发明每年打一次的胰岛素制剂？笔者认为胰岛素类似物制剂将是糖尿病胰岛素治疗的希望所在。

255. 按纯度分类，胰岛素制剂有哪几种？

按纯度分类，胰岛素也可以分为三大类，纯度从低到高分别为：①普通胰岛素：含胰岛素原等杂质较多，所以抗原性强，容易产生抗体，使其效果降低，并较易发生过敏反应，我国目前大多数厂家的产品属于此类。但实际上注射普通胰岛素引起过敏的机会并不太多，也不是不能用。②单峰胰岛素：为普通胰岛素经过纯化的产物，分子中胰岛素原等杂质已明显减少，抗原性降低，副作用减轻，我国徐州制药厂引进外国生产线所生产的万邦胰岛素属于此类，现已不从国外进口单峰胰岛素。③单组分胰岛素：是将单峰胰岛素再进一步加工纯化，去除上述杂质后得到的高纯胰岛素，其胰岛素含量超过99%。单组分胰岛素纯度提高，作用增强，抗原性低。目前我国市场上单组分胰岛素制剂主要自丹麦（诺和灵、诺和锐、诺和锐30）和美国（优泌林、优泌乐）进口，国产单组分胰岛素（甘舒霖、长秀霖）也已问世。

256. 哪种胰岛素最好？

与口服降糖药一样，胰岛素制剂的优劣也不能一概而论，而要根据其疗效、副作用、使用方便与否以及价格如何来判断。从疗效和副作用来看，中性的单组分人胰岛素最好。从方便与否来看，每毫升100单位的胰岛素抽取方便，浓度高，体积小。但从价格来看，国产的普通猪胰岛素最为便宜。单组分人胰岛素有很多优点，包括纯度高，结构与人体自身合成的胰岛素完全一致，同时注射液的酸碱度为中性，这样的胰岛素制剂中杂质很少，注射时疼痛较轻，吸收速度较快，起效时间较早，产生副作用或胰岛素抵抗的机会较少。有人预测，在21世纪，人的、单组分的、中性的、每毫升100个单位的胰岛素将取代其他种类的胰岛素制剂。单组分人胰岛素虽有诸多好处，但毕竟价格较贵，需要消耗国家外汇资源，而且有人认为这类胰岛素吸收快，作用也快，分解代谢得也快，所以作用时间短，效力集中，单用这类胰岛素时，有可能在作用高峰时出现难以察觉的低血糖症，同时因为作用持续时间稍短而能引起清晨高血糖。所以我们认为这类胰岛素还是有其适应证的，并不是用得起的人都必须使用单组分人胰岛素制剂。适合注射单组分人胰岛素的情况包括：①对胰岛素有局部或全身性过敏者；②由于低档胰岛素抗体产生，对胰岛素有抗药性者；③妊娠妇女宜使用单组分人胰岛素，以减少胰岛素－抗体复合物进入胎儿体内影响胎儿发育；④2型糖尿病病人在感染、手术或外伤需短期使用胰岛素者；⑤单组分短效胰岛素不容易结成块堵塞管道，比较适用于胰岛素泵。

257. 影响胰岛素剂量的因素有哪些？

影响胰岛素注射剂量的因素很多，包括：①年龄：从婴幼儿到成人随年龄的增加而增加，按每千克体重所需胰岛素计算，青春期每千克体重所需胰岛素量最大。②饮食及活动量：饮食中热量高、活动量小则胰岛素需要量大，饮食中热量低、活动量大则胰岛素需要量小。③病程长短：1型糖尿病病人病程很长者胰岛素需要量减少，这种情况可能与体重下降有关，因为消瘦者胰岛素需要量较少。另外，也可能与糖尿病肾病的发生与发展有关，肾脏是胰岛素代谢清除及糖异生的重要场所，糖尿病肾病病人肾脏功能减低，胰岛素清除速度降低，对胰岛素的敏感性增强，再加上肾脏利用其他营养物质生产糖的能力下降，故胰岛素需要量减少。④应激：糖尿病病人在各种应激，尤其是感染发热时，胰岛素需要量增加。有人发现，当病人体温超过37.5℃时，体温每升高1℃，胰岛素的需要量增加 25%。⑤月经、妊娠及分娩：月经期血糖波动大，胰岛素需要量常增加。妊娠过程中，胰岛素的需要量逐渐增加，至妊娠末期，胰岛素需要量常增加 50%~100%，但在分娩以后，胰岛素需要量常急剧下降，以后则逐渐增多，直至妊娠前的水平。⑥激素与药物：有些药物会影响胰岛素的代谢清除和胰岛素的作用强度，对胰岛素有增强作用的包括酒精、水杨酸制剂、口服降糖药等；有减弱作用的包括升糖激素（肾上腺糖皮质激素、生长激素、胰升糖素、儿茶酚胺及甲状腺素）、口服避孕药和噻嗪类利尿药等。

258. 什么时间注射胰岛素最为适宜？

一般来说，注射胰岛素必须在餐前进行，为了留出胰岛素吸收和发挥作用的时间，在使用短效胰岛素时，多采用餐前 15~30 分钟注射的方法。单组分人胰岛素类似物发挥作用就更快了，在使用这种胰岛素时，就不必提前打针了。也就是说在使用这种胰岛素时，打完针就可以吃饭了，故有人称之为餐时胰岛素制剂。在胰岛素与口服降糖药同时使用治疗 2 型糖尿病病人时，也可以开始即使用中效胰岛素或者预混胰岛素制剂。单独使用中效胰岛素者，应在早餐前 30~60 分钟注射，预混胰岛素制剂应在餐前 30 分钟注射。当然也可放在晚睡前使用，以更好地控制空腹血糖。单独使用国产长效胰岛素则疗效不佳，所以这种长效胰岛素很少单独使用。但是甘精或地特胰岛素属超长效胰岛素制剂，可以早上打，也可以晚上打，而且不要求一定在进餐前后注射。对有黎明现象的病人，为了避免因注射胰岛素过晚而引起空腹高血糖，早餐前胰岛素注射应早，最好不晚于早7时。

259. 现在市面上有哪些胰岛素注射器出售?

现在,市面上可见的胰岛素注射器有以下4种:普通1CC蓝芯注射器、一次性胰岛素注射器、胰岛素笔以及无针注射器。普通胰岛素注射器可经煮沸消毒反复使用,比较省钱,但注射器上的刻度不太容易看清楚,而且其上刻度单位是毫升而不是胰岛素的单位,不能反映胰岛素实际剂量,必须按每毫升40单位或者100单位进行换算。一次性注射器为塑料制品,做工精致,针头锐利,刻度清晰,但用后即弃,未免可惜,有人将一支注射器反复使用,此时要注意避免污染。胰岛素笔随身携带方便,即使在黑暗中或视力不佳者也可根据声音准确注射,用起来很方便。现在还有一种"特充"胰岛素笔,是一次性的,用完就可连笔一起丢弃,方便外出或者短期使用胰岛素的病人,如来得时。无针注射器利用喷雾法进行胰岛素注射,疼痛轻,剂量准确,吸收快而好,注射器可反复使用万次以上,以至终身,但价格较贵。总之,各种注射器各有利弊,可根据具体情况选用。

260. 如何抽取胰岛素?

胰岛素笔和胰岛素泵无需抽取,一次性注射器则需掌握抽取的方法。抽取胰岛素的注意事项包括:①核实胰岛素瓶签并检查胰岛素制剂是否过期后，消毒瓶盖；②抽取胰岛素前，先将适量空气注入药瓶，以增大瓶内压力，利于药品的抽取，抽取胰岛素前将瓶倒置，以免抽取力量过大而产生气泡；③使用中、长效胰岛素前，要轻摇药瓶，以使药液混匀；④合用短效与中或长效时，应先抽取普通胰岛素，后抽中效或者长效胰岛素，以免将有鱼精蛋白的中效或长效胰岛素弄到短效胰岛素瓶中，造成短效胰岛素变质，具体方法是先将针头插入中或长效胰岛素瓶，注入适量空气后拔出针头，在抽取完短效胰岛素后，再将针头插入中、长效胰岛素瓶，然后将瓶倒置，让胰岛素自动流入，并来回摇动注射器，使药液混匀。

261. 胰岛素注射部位有哪些？

在多数情况下，胰岛素是皮下注射的。皮下注射的部位要经常更换，最好两周之内不使用同一位点注射胰岛素。短时间内多次在同一部位注射，可能使局部皮下组织吸收能力下降，甚至形成硬结而影响胰岛素的吸收和利用。含有鱼精蛋白的长效胰岛素制剂能与体内某些成分结合起来，在皮下形成块状物造成毛细淋巴管堵塞，更应经常更换注射部位。皮下注射胰岛素的部位很多，包括双上臂外侧（包括三角肌处），腹部两侧，臀部及大腿外侧等都可选作注射部位。前臂与大腿等部位的内侧有大的血管与神经，不宜选用。也有人主张最好不将臀部选择为注射部位，因糖尿病病人抵抗力较差，容易发生感染而需要在此部位注射抗生素，故应将此处皮肤留作注射抗生素用。还有人发现，身体各部位皮肤对胰岛素的吸收速度不同，前臂及腹壁比臀部及大腿吸收快，在掌握注射时间时应予以注意。另外，有硬结或脂肪萎缩处不易吸取胰岛素，应避免使用。皮下注射胰岛素造成感染的机会很少，但病人还是应经常保持皮肤清洁，以减少由于注射胰岛素而引起感染的可能性。

262. 如何注射胰岛素？

首先，我们主张鼓励病人自己注射胰岛素，实在有困难者也主张由病人的亲属帮助打针。有的病人认为自己学不会或怕疼，不愿意自己打，主要依靠附近医院或保健站的医生给打，这种方法不可取。因为由别人打胰岛素往往不能保证时间，特别是早晨那针胰岛素往往打得很晚，而且这种医生可能从未经过注射胰岛素方法的培训，结果方法不对或者剂量不准，影响疗效。实际上打胰岛素的方法并不难，只要病人视力尚可，又有一定文化水平，就完全可以学会。注射前皮肤消毒只可使用70%的酒精，不能用碘酒等含碘消毒剂，否则经常使用碘酒皮肤难以耐受。注射时，先选择好部位，消毒后将皮肤捏起，另一只手持注射器，使注射器与皮肤的角度在45°～90°，很快用力将针头刺入皮肤，试着抽吸一下针芯，在肯定没有回血后，将胰岛素注入皮下，一边注射一边逐渐拔出针头。注射完毕，用消毒棉球轻压针刺口，以防止少量胰岛素自针刺口溢出。如果针刺口少量出血，可压得重一些，时间长一些，就可达到止血目的。如果注射器与皮肤成角太小，胰岛素注射太浅，不但会加重痛感，而且可能会影响吸收。

263. 怎么决定胰岛素的初始剂量?

在开始打胰岛素以前，第一件事就是得决定一上来到底打多少胰岛素。一般来说，开始打胰岛素时多每天 3~4 次，以早餐前剂量最大，晚餐前剂量次之，午餐前剂量较小的方法注射，如果需要睡前加打一针的话，其剂量最小，1 型糖尿病病人常用此种方法。2 型糖尿病病人也可从每天 1 针或者两针预混胰岛素制剂开始。如果主要是空腹血糖不好，这 1 针可晚餐或睡前注射；如果主要是早餐后 2 小时血糖不好，则可早上空腹时注射。长效胰岛素类似物起始剂量一般在 10~16 个单位，早上或睡前注射较为方便。有许多方法可作为初剂量选择的参考：①根据尿糖的多少选择：一般来说哪一次尿糖为几个加号，就应该按每个加号 2~3 个单位在上一顿饭前打适量的胰岛素。比如说午餐前尿糖为 3 个加号，开始时就可以在早饭前打 6~10 个单位的胰岛素。如果空腹尿糖 3 个加号，则应在前一天晚餐前或者睡前打 6~10 个单位的胰岛素。②按血糖高低打胰岛素：按（血糖 – 100）×千克体重×6÷2000 的公式计算胰岛素的用量。③按每片磺脲类降糖药合 5 个单位胰岛素来计算：如早饭前吃 2 片优降糖，可以改为 10 个单位胰岛素。④根据经验决定胰岛素的用量：可根据血糖的高低决定在三餐前打 8、4、6 或者 10、6、8 个单位的胰岛素作为胰岛素的初始剂量，这是一个比较简单而又实用的方法。按上述几种方法选择剂量注射胰岛素数天后，再根据血糖控制的水平进一步加以调整。

264. 如何调整胰岛素的剂量？

开始打胰岛素后，很难做到一步到位，一般来说剂量会比实际需要量小，以免低血糖的发生，注射数日需要进行剂量调整。平时采用胰岛素治疗过程中，调整剂量也是常有的事儿。病人本人有自行加减2个单位胰岛素的权力。调整胰岛素剂量的方法如下：①先调整饮食及体力活动，待血糖稳定后再考虑调整胰岛素剂量。②四次和四段尿糖半定量是调整胰岛素用量的最好指标，能反映前一次胰岛素剂量适合与否，通常可按每个（＋）号加减2U胰岛素来调整，一般一天加减不超过8U。1型糖尿病病人在血糖接近理想时病人对胰岛素较敏感，调整剂量时应更加谨慎。③每次调整后，一般应观察3～5日，血糖及尿糖稳定以后，再做下一次调整，如血糖及尿糖有继续下降趋势，应适当延长观察时间，以免急于求成，反而引起低血糖症。长效胰岛素类似物可考虑每周加减2各单位的方法调脂。④尿糖阴性、血糖偏低者应及时减少胰岛素用量。

265. 如何调整胰岛素的品种？

胰岛素治疗成功的关键在于使用技巧，胰岛素的品种是次要因素，所以在胰岛素疗效不佳时，不能只想着换好的胰岛素制剂，应首先考虑其他因素的影响及注射技巧的改进，如果这些方面没有问题，再考虑改换胰岛素制剂的种类。在从普通胰岛素改为高纯品、从猪胰岛素改为人胰岛素，以及从国产胰岛素改为进口胰岛素的主要指征是对质量较低的胰岛素过敏、抵抗或疗效不佳。如果原来血糖控制不佳，换药是为了更加满意的血糖控制，此时若在改换品种的同时又减少了剂量，就可能达不到此目的。这时可以用同样剂量的高质量胰岛素代替原来的胰岛素。但如果原来血糖控制已经满意，只不过是因为对低质量胰岛素有过敏反应而已，那就可能需要适当减少剂量。

❓266. 如何调整胰岛素的注射次数？

胰岛素调整法的原则是以有利于控制血糖为主，其次才是注射方便的问题。如前所述，一开始使用胰岛素时，应先用短效胰岛素多次注射，当使用短效胰岛素控制满意后，可改用或加用中效胰岛素，也可以短效胰岛素加长效胰岛素使用或使用胰岛素类似物。比如说一个病人原来三餐前都打胰岛素，现在中午不能回家打针，为了方便，也可以改为两次打。可以把早饭前和午饭前打的胰岛素加起来，按短效：长效 =（2～4）：1，或者是短效：中效 = 1：1的比例，抽在一个注射器里早餐前一次注射，或者干脆用预混胰岛素制剂，午餐前就不必再打针。比如原来三餐用胰岛素剂量为12、8、10个单位，现在就可以改为早饭前打14个单位短效和6个单位长效的，或者是短效和中效各10个单位一起注射，午餐前不打，晚餐前胰岛素不变。每天注射两次胰岛素的病人如果血糖控制不佳时，仍可改为每天3次注射，以利于调整剂量。

❓ *267.* 如果餐后高血糖，下顿餐前血糖又低该怎么办?

有的时候糖尿病病人出现这样的情况，病人餐后2小时血糖较高，但到了下顿饭前，又变成低血糖了，让人不知道怎么办。增加胰岛素剂量吧，怕下顿饭前血糖更低；减少胰岛素剂量吧，又怕这顿饭后血糖更高。这时可采取两个办法：第一个是增加胰岛素剂量，使饭后血糖水平得以下降，然后在下顿饭前加餐，避免下顿饭前的低血糖症。另外也有一种可能是病人对胰岛素的吸收较慢，血糖升高时胰岛素还没有到位，结果出现餐后高血糖；一段时间后，血糖已经下降了，胰岛素反而达到高峰，结果引起下顿饭前的低血糖症。这时只要增长打针和吃饭之间的时间间隔，使胰岛素的吸收与血糖的升高同步就可以了。葡萄糖苷酶抑制剂能使血糖高峰后移，具有所谓"削峰填谷"的作用，以改变餐后高血糖以及下顿餐前低血糖的情况，也可一试。

❓ *268.* 胰岛素给药方式将会有什么新改进?

到目前为止，胰岛素仍是糖尿病病人最好的治疗方式，但胰岛素毕竟需要反复注射，一个人如果每天注射3次共注射30年，那就意味着他或她要注射3万余次，这中间的繁琐、不便和疼痛是正常人或不用胰岛素治疗的糖尿病病人所不能体会的。所以，人们对不需注射的胰岛素制剂抱有很大的期望，国内外专家也投入很多时间和经费，致力于这项工作，并已取得很大进展。非注射性胰岛素给药方式包括：①胰岛素滴眼剂：将胰岛素制剂滴入眼内，通过结膜加以吸收，动物实验已获成功，正在进行临床试用。我国也将在临床上对这种胰岛素制剂加以研究和观察。②胰岛素滴鼻剂：通过鼻黏膜吸收而发挥作用，有一定疗效，但可能引起鼻黏膜水肿，造成鼻塞。③胰岛素喷雾剂：吸入呼吸道后经小支气管或肺泡黏膜吸收，经动物实验证实，也有较好的疗效。④口服胰岛素制剂：是最令人感兴趣的非注射性胰岛素给药方式，口服后胰岛素在胃及小肠内不被破坏，在大肠内分解、释放出来，通过黏膜进行吸收。动物实验正在进一步完善。困难的是如何让胰岛素的吸收速度与血糖变化同步。⑤皮肤渗透法：将胰岛素制剂涂抹在皮肤表面，借助于离子活性物质使胰岛素透入体内，此种方法也在研究之中。总之，非注射性胰岛素给药方式虽然目前还不够成熟，但很有前途，最后终将代替胰岛素注射疗法。

269. 什么叫胰岛素泵?

胰岛素泵又叫人工胰岛，是一系列持续注射胰岛素的装置的总称。按其有无血糖感受器，可将胰岛素泵分为闭环和开环两种类型。闭环胰岛素泵结构比较复杂，包括一个血糖监测仪、一个小型电子计算机和一个胰岛素输入泵，能自动、连续地测定血糖水平，并对血糖监测仪输送来的资料进行分析、处理，计算出所需胰岛素剂量，然后给胰岛素输入泵发出指令，以输出适量的胰岛素。有的闭环胰岛素泵还能同时输入葡萄糖液及其他物质。由于结构复杂，体积较大，移动不便，所以闭环胰岛素泵只能供床边使用，主要用于糖尿病急症处理，或用于血糖波动而难以控制的糖尿病病人的治疗，以及临床研究使用。不过现在已有小型闭环胰岛素泵问世，可由病人随身携带，主要用于血糖控制。开环胰岛素泵只有一个胰岛素输入泵，而没有血糖监测仪和电子计算机，结构简单，体积较小，便于随身携带，甚至可埋入皮下，动力是靠电池提供。开环胰岛素泵不能自动测定血糖并调节胰岛素剂量，需要医师事先决定好基础胰岛素需要量，持续慢慢地输入体内，在餐前或运动后需增减胰岛素剂量时，由病人自行手动调整。开环胰岛素泵也有利于血糖的控制，而且由于针头固定于皮下，可免受反复注射之苦，可以最大限度地模拟人体自身胰岛素分泌，降低血糖，节省胰岛素用量。但是，胰岛素泵也不是只有优点，闭环胰岛素泵个人使用不十分方便；开环胰岛素泵有电池用尽、机器失灵、注射管道阻塞、注射部位感染等问题存在，而且腹壁上老有一根针扎着，即使是软针，也还是不舒服的，尤其是在夏天。所以胰岛素泵的工艺也还有待于改进。

270. 胰岛素制剂应如何保存？

胰岛素制剂在正常偏低的温度下比较稳定，所以已开封使用的或暂时不用的胰岛素只要保存于室内阴凉处即可。有人发现，胰岛素保存在低于25℃室温内1个月效价不受影响。保存在2～8℃时，活力可维持2～3年。如阳光直晒或者保存温度达到30～50℃时，各种胰岛素的效价都会有不同程度的降低，18个月后短效胰岛素效力下降超过50%，中效和长效胰岛素效力下降15%左右。当保存温度超过50℃时，胰岛素会快速变质失效，药液呈褐色。所以，当气温超过 25℃ 时，胰岛素最好保存于 4℃ 冰箱内，没有冰箱者，可包好放在凉水中镇着。现在有一种可反复冷冻的保温盒，用它携带胰岛素外出甚为方便。胰岛素制剂不单怕热，而且对冰冻也很敏感，冰冻后再融化的胰岛素制剂的效力大打折扣，所以在冬天或放置于冰箱保存时，要避免受冻，切忌放入冰冻层。乘飞机外出时，不要放在托运行李中，以免在空中飞行时冰冻。

❓ 271. 过期胰岛素制剂还能不能使用？

和其他生物制品一样，胰岛素制剂也有有效期，超过有效期的胰岛素制剂效价会降低而影响疗效，最好不用。当然如保存良好，超过的时间又不长，还是可以使用的，因为短时间的过期引起的主要是胰岛素的效价降低，还不至于变成什么有害的东西。在使用过期胰岛素时要对其疗效进行密切监测。如果保存条件不好，过期时间超过半年，甚至胰岛素已经发生颜色变化了，那就不能再注射了。如果胰岛素已经打开用过了，又过了期，保存起来就更加困难，这时也最好不要再给病人注射了。

❓ 272. 手术过程中应怎样使用胰岛素？

如果手术不大，目前血糖控制满意，术后能够正常进食的病人，手术日可维持术前治疗方法不变，只需要密切观察血糖、尿糖和尿酮体就可以了。手术前使用胰岛素治疗的病人，以及手术前虽然不用胰岛素，但是手术中需要禁食的病人在手术中都得用胰岛素。这类病人应该在手术前2～3天改为皮下注射胰岛素，术中按葡萄糖：胰岛素＝（3～6）：1的方式给予糖和胰岛素，每天给液体量不应少于3000毫升，给糖量不应少于200克，血糖维持在150～180毫克/分升为宜，尿糖在微量至一个加号之间，尿中没有酮体即可。手术后根据恢复的情况以及进食的情况逐渐回到术前的治疗方式。

273. 什么是胰岛素的抗药性？应如何处理？

胰岛素抗药性是一种对外源胰岛素的抵抗。几乎所有使用胰岛素治疗的糖尿病病人均有不同程度的胰岛素抗药性，但临床所说的胰岛素抗药性是指在排除了饮食、运动、应激等原因后，成人每日胰岛素需要量超过200单位，或者14岁以下儿童每日每千克体重胰岛素需要量超过2.5单位，并持续48小时以上者。笔者经历最大胰岛素用量高达每天25000单位。造成胰岛素抗药性的原因现在还不十分清楚，可能与免疫机制障碍有关，比如病人体内存在胰岛素抗体，这种情况与使用纯度不高的胰岛素，或者使用与人胰岛素不同的猪胰岛素有关，也可能是由于胰岛素的作用对象——靶细胞缺陷的结果。胰岛素抗药性可持续数周或数月后自行缓解，亦可持续十余年之久。胰岛素抗药性时病人血糖控制不佳，为了获得糖尿病的满意控制，必须解决胰岛素的抗药性问题。胰岛素抗药性的处理原则如下：①大胆增加胰岛素用量，每次加的量可较大，加量速度可较快；②选用抗原性较小的人胰岛素制剂，或使用不易产生抗体的单组分胰岛素，以代替纯度较低或者与人胰岛素有一定差距的猪胰岛素；③可改用或加用口服降糖药，如二甲双胍、葡萄糖苷酶抑制剂或格列酮等类药物，增强身体对胰岛素的敏感性，也可加用中药；④使用肾上腺糖皮质激素或免疫抑制剂，但这类药物本身有升高血糖的作用，只能在医师指导下短期使用。

274. 胰岛素会不会越打越胖?

有人打了胰岛素后体重增加，于是有的病人说："打了胰岛素不吃也长胖"，好像打胰岛素后变得肥胖是不可避免的。实际上根据物质不灭、能量守恒的原理，肥胖肯定还是由于吃得多、消耗得少而引起的，胰岛素在这里起的作用，只不过是使营养物质不被浪费，得到充分利用而已。如果不是吃得多、消耗得少，一天打上 10 瓶胰岛素也胖不起来。为了避免打胰岛素后体重增加，我们应该掌握以下一些原则：①肥胖病人不积极使用胰岛素疗法，必须使用时常有剂量偏大而疗效不佳的情况发生；②如果接受胰岛素治疗后糖尿病病人体重增加，应该重新审查胰岛素治疗的适应证，可用可不用者不用，可少用者不多用；③严格控制饮食、增加体力活动量，这是避免体重增加最主要的手段；④加用双胍类降糖药、葡萄糖苷酶抑制剂或者格列酮类降糖药，以降低食欲，增强胰岛素敏感性，减少胰岛素用量。

275. 胰岛素治疗还有什么副作用?

胰岛素治疗的其他副作用包括如过敏、水肿、皮下脂肪萎缩和低血糖症。①过敏反应：可分为局部反应和全身反应。局部反应如注射部位红热、刺痛、肿胀甚至发疱，使用长效胰岛素时常见，多在 3～4 周内自然脱敏，如出现广泛和严重的皮肤反应，则应使用抗组胺药或肾上腺素，必要时口服氢化可的松。全身反应极少见，如荨麻疹、紫癜、皮肤黏膜水肿、胃肠道反应、支气管哮喘甚至急性肺水肿、过敏性休克等，应立即采用上述抗过敏治疗措施进行抢救。如仍必需使用胰岛素，可进行胰岛素脱敏，或改用高质量胰岛素制剂。②胰岛素水肿：多见于面部，亦可发生于四肢，可能与控制不佳时的血钠过低，使用胰岛素后尿量减少而造成水钠潴留有关。多可自行消退，少数人需要短期使用利尿剂。③皮下脂肪萎缩：皮下注射胰岛素后数周至数年，局部或其他部位可出现皮下脂肪硬化萎缩，形成一个个大坑，可持续数月至数年之久。处理中可采用局部皮下注射氧气、地塞米松或单组分胰岛素治疗，病人如有条件，最好改用高纯度人胰岛素。④胰岛素低血糖：是胰岛素治疗最常见的并发症，重者可致昏迷以至死亡，应注意有效预防，及时治疗。

276. 胰岛移植的前景如何？

糖尿病主要是由于胰岛素绝对或相对不足引起的，那么给病人移植胰岛，使他们能自己根据需要，分泌适量的胰岛素当然就是一种理想的治疗方法，甚至是一种根治糖尿病的手段了。广义地说，胰岛移植包括移植胰岛 B 细胞、移植整个胰岛、移植胰段以及全胰移植四种方法。用于胰岛移植的胰岛或胰腺来源于意外死亡的供胰者，移植的技术性很强。胰岛移植的关键问题之一是不但要求移植物必须存活，而且还必须能感受血糖水平，自动地、适量地分泌胰岛素，这方面目前还有大量问题需要探索和解决。胰岛移植的另一个问题就是排斥问题，人体对植入的外来物总是有一种排斥力，在这种排斥力的影响下，移植物就逐渐停止分泌胰岛素，进而萎缩、消失，导致胰岛移植失败。为了减轻排斥反应，人们想出很多办法，如使用被排斥可能较小的胎儿胰岛或者经过特殊处理的胰岛 B 细胞，将胰岛移植到排斥力较小的脑组织中，将被移植的胰岛用羊肠膜或其他免疫隔离膜包裹起来再行移植等等。胰段或全胰移植被排斥的可能性较小。胰岛移植第三个问题就是胰岛或胰腺的来源问题，供胰者及死胎毕竟太少了，所以人们正在探讨使用猪胰岛的可能性，看来还是有前途的。也有人研究取出病人自己身体中的某种细胞（如造血干细胞）经特殊处理，转变为能分泌胰岛素的细胞，再注入人体，这种想法令人鼓舞，但这实际上已不是胰岛移植，而是一种干细胞基因治疗方法了。

（八） 糖尿病的病情监测

277. 初诊糖尿病病人应做哪些化验检查？

初诊病人至少应做以下几种化验和检查：①空腹及餐后血糖：以了解血糖水平决定用药；②尿常规：不只了解尿糖情况，更主要的是看看有没有尿酮体、尿蛋白，以利于临床分型和排除酮症存在的可能，同时了解有没有泌尿系感染等情况；③肝、肾功能：不只可掌握肝脏及肾脏的情况，还给选择用药提供依据，因为在肝、肾功能问题较大时，有些口服降糖药是不宜使用的；④血脂：胆固醇、甘油三酯和低密度脂蛋白胆固醇高，而高密度脂蛋白胆固醇低的病人需要适当使用调脂药物；⑤血压和血黏：高血糖、高血压、血脂异常症和高血黏是糖尿病病人四大无形的杀手，初诊时就必须注意了解血压和血液流变学状况，并给予适当处理；⑥胰岛素水平：对判断糖尿病的类型，了解胰岛功能，决定用药种类有所帮助；⑦眼底：糖尿病视网膜病变早期没有症状，晚期则没有良好的控制方法，所以绝不能等到眼睛看不清楚之时再查眼底，必须主动了解糖尿病病人的眼科情况，即使眼底还没有什么改变，也可留下一个初始资料，以供日后对比；⑧身高和体重：对了解病人的基础情况很有帮助，有利于药物种类的选择，同时也给以后的体重监测留下一个基础材料，以做比较。

278. 糖尿病病人应多长时间看一次病？

糖尿病病人必须定期就诊，采取满不在乎，不查不看的病人将会付出惨痛的代价。初诊时最好到一家有内分泌或糖尿病专科的医院及比较熟练地掌握了糖尿病防治技能的医师那里看病，能得到比较适当的检查、诊断和合理的治疗方案。以后定期随诊的次数和间隔应该因病情而异，总的来说控制越好、问题越少的间隔可以越大，但不宜超过两个月就医一次；控制越差、问题越多的越应该勤看、勤检查，以利于掌握病情变化，做出适当处理，有时需要每周就医一次。是不是每次就医都必须到大医院，找专家、教授看病呢？那倒不一定。初诊时需要判断病情，选择治疗方案，最好带着全部病情资料，到大医院找糖尿病治疗水平较高的医生看病。有的病人没有经验，第一次挂号好不容易地挂了顶级的专家教授的号，却什么检查结果都没带，还得由专家教授重开化验单，等好几天才能看结果，定治疗方案，耽搁时间又多花钱。其实大多数医疗单位的化验单都是通用的。至少您可以先挂个普通号开化验单，等拿到结果时再找专家教授。平时如果血糖控制已经比较满意，又没有其他严重问题了，也可以就近看病、开药；到血糖又有波动，或出现糖尿病急性、慢性并发症的征兆之时，再到大医院找专家教授，解决较为复杂和困难的问题是一种聪明的做法。这样做方便了病人自己挂号、就医和报销，有利于发挥基层医务人员的作用，而且能减轻大医院和专家教授的压力。

279. 什么叫四次和四段尿糖监测？

尿液检查无痛、快速、方便、花费低廉，病人可经常自行检测，虽然尿糖不一定能永远如实地反映血糖的水平，但在多数人和多数情况下，尿糖和血糖是一致的，所以尿糖检测不失为一种糖尿病病情监测的好方法。尿糖监测中的留尿方法至少有三种，包括次尿、段尿和 24 小时尿。四次尿留取方法简单，所谓"四次尿"，通常是指早、午、晚餐前及睡前留取的尿液，分别反映这 4 个时点时的尿糖水平，间接地反映血糖水平。留取次尿的关键，也是人们经常搞错的地方是留尿前半小时应该排空膀胱，也就是在留取待测的尿前半小时，要把以前的尿排掉，以免各个时点的尿混合在一起，说不清楚是什么时候的尿了。例如，想留取中午 12 点钟的尿，应在 11 点半时排一次尿，这次尿不必做尿糖检测，这样到了

12点再留尿查尿糖，这就是午餐前的次尿了。否则早餐后没排过尿，午餐前留的尿就分不清是早餐后还是午餐前的，测出的尿糖就很不可靠了。有人测定餐后2小时尿糖，这种测法主要反映餐后血糖最高之时的控制水平，虽说比较敏感，但测定结果往往令人难以满意，甚至造成病人的紧张、焦虑和沮丧。实际上我们并不要求餐后2小时尿糖阴性，那样的话下顿饭前就可能出现低血糖了。

四段尿糖监测比较复杂，现已用的不多。四段尿糖是指早餐开始后到午餐前（一般为7—12点），午餐开始后到晚餐前（一般为12—18点），晚餐开始后到睡觉前（一般为18—22点），以及开始睡觉后的第二天早餐前（一般为22点—次日7点）整段尿中所含的糖分，各段具体时间可能不同人有不同的理解，但划分时段的原则是一致的。留取四段尿的关键在于每段时间结束时，不管有尿还是没有尿，一定要排一次尿，以作为这段尿的结束和下段尿的开始。比如早7点，应该注意一定去排尿，这次尿应算作前一天最后一段的尿，从下次尿开始，就算作今日第一段尿了。段尿尿糖测定的优点在于能更加完整地反映不同时段尿中糖的排泄量，不只反映餐前或睡前的血糖水平，而且包括餐后及夜间尿糖的排出量。正因为包括餐后尿在内，所以段尿比次尿尿糖测定更加敏感，更容易发现问题。因此，在血糖控制初期，可先测四次尿糖，四次尿糖阳性者，四段尿糖多半也是阳性。当四次尿糖转阴后，想了解包括餐后血糖在内的全天血糖控制水平时，再改测四段尿糖监测。另外，测定四段尿糖可以了解每段的尿量，这点对评价血糖控制也是十分重要的。次尿只反映尿糖浓度，无法大略计算到底有多少尿糖排出，而段尿就能较好地反映尿糖排出的总量。当然，留四段尿方法比较复杂，留尿者的活动受到限制，所以较多的病人还是测定四次尿糖。

280. 怎样查 24 小时尿糖？

留 24 小时尿的方法为：早晨起来固定时间（如早 7 点）排掉前一天夜间的残尿，注意这次尿不应包括在所留 24 小时尿之中，因为它实际上是前一天的尿。以后每次尿全都一滴不落地留在一个便器中保存，甚至大便前也应先将尿排入便器，以尽量减少大便过程中尿液的流失，直至次日早（如早 7 点）最后一次尿排入便器为止。值得注意的是即使此时自己觉得没有尿，也必须准时排尿并加以收集，这样留的尿才叫 24 小时尿。用量杯、量瓶、葡萄糖瓶称量尿液总体积，或者用秤称量尿液总重量后记录在化验单上，然后将尿液混匀，取出 100 毫升来，送交医院的化验室进行 24 小时尿糖测定，其余的尿就可以弃去不用了。24 小时尿糖测定能比较准确地得知全天尿糖的排出量，包括白天和黑夜，也包括餐前和餐后，是一个能较好地反映糖尿病病情轻重以及血糖控制水平的十分有用的指标。测定 24 小时尿糖存在的问题是留尿时间比较长，留尿期间病人的外出受到限制，夏天留尿必须加入防腐剂，以免细菌分解了尿中糖分，造成结果的假性降低。

281. 尿糖控制在什么水平为宜？

四次尿糖及四段尿糖都是半定量测定尿糖的方法，所得出的结果常用加号来表示，包括 –（即阴性）、±（即微量）、+、++、+++ 和 ++++ 共 6 种水平，用一种叫做班氏液的蓝色药水烧煮测定，每个加号代表 0.5% 的尿糖。一般而言对 2 型糖尿病病人的尿糖要求较严，空腹和餐前尿糖以及段尿尿糖应多数为阴性，偶尔出现 ± 至 + 尿糖，24 小时尿糖不超过 10 克。1 型糖尿病病人的血糖波动较大，比较容易出现低血糖，对这类病人的尿糖测定结果可以适当放松，也就是说他们的空腹和餐前尿糖以及段尿尿糖应多数为阴至 ±，偶尔出现 + 甚至 ++ 的尿糖也不必紧张，24 小时尿糖不超过 20 克即可以了。值得提醒的是，如果一个病人全部尿糖都是阴性，24 小时尿糖也是阴性，又没有肾糖阈的问题存在，就说明他的血糖经常处于一个较低的水平，这时要提防低血糖症的发生，因为当血糖低于肾糖阈时，尿糖就没法反映血糖的高低了，也就是说血糖控制良好与低血糖无法用尿糖测定的方法加以鉴别。

282. 应如何自测尿糖？

目前病人自测尿糖的方法主要有两种，两种方法各有利弊。第一种是经典的班氏液法，这种方法比较古老，操作起来比较复杂，但很准确。班氏液是海蓝色的透明液体，主要成分是硫酸铜，经与含糖溶液共同烧开或者煮沸后可与糖发生反应，产生蓝至砖红的颜色，所以可以观测颜色变化来估计尿糖水平。具体方法是在试管内按 10 滴班氏液 1 滴尿或者 20 滴班氏液 2 滴尿的方法加入药液和尿液，用煤气灶烧开 3 次，或者将试管放入开水中煮沸 5 分钟，等到颜色已经不再发生变化时，按下列方法观测并记录：

颜色	蓝色	蓝绿色	绿色	黄绿色	黄色	红色
加号	−	±	+	++	+++	++++

另一种方法是试纸法，操作十分方便，而且还可以同时测定尿酮体以至尿蛋白，但是影响其准确性的因素较多，试纸接触尿液后观测的时间，试纸的质量以及是否在有效期内等都会影响测定结果，有时需要与班氏液法相比较加以校正。使用尿糖试纸时，观察颜色变化的时间非常重要，如果超过应等候的时间再观测颜色，那就会得出错误的结果。如有人将试纸浸入尿液后就去干别的事情，回来看颜色时早已超过规定的时间，这样的结果就根本靠不住了。

❓ 283. 应怎样估计肾糖阈？尿糖加号与血糖水平之间的关系如何？

要想用尿糖反映血糖水平，其前提就是尿糖必须与血糖一致，也就是说肾糖阈必须正常。有没有办法来自行了解自己的肾糖阈是否正常呢？方法很简单，就是在查血糖前30分钟左右先排空膀胱，30分钟后再查血糖同时留尿查尿糖，并加以比较。有人没有事先排空膀胱，就是简单地同时查血留尿，这种方法只能说是同时留的尿，而不能反映同步的血、尿糖情况，是不正确的。血糖和相应的尿糖关系如下表所示：

血糖（毫克/分升）	< 175	175～200	200～250	250～300	300～350	> 350
尿糖加号	−	±	+	++	+++	++++

如果病人自己所测定的尿糖和血糖在同一档次，就说明他的肾糖阈是正常的，可以用尿糖测定来衡量其血糖水平。如果二者不在同一档次上，就不能用尿糖来观测血糖高低了，此时就必须监测血糖才能了解病情的控制。

284. 病人应如何自测尿酮体？

尿酮体测定对了解糖尿病控制好坏，有没有酮症来说十分重要，所以要求病人能自己测定尿酮体。正常人尿酮体应该为阴性，少数人空腹时尿酮体弱阳性，但尿糖阴性，等到吃完饭后尿酮体也就转阴了。这种血糖不高、尿糖不多的尿酮体阳性叫饥饿性酮体，没有什么关系。和尿糖测定一样，尿酮体测定也有两种方法：酮体粉法和试纸法。尿酮体粉法是经典的方法，操作起来稍微复杂一点，但结果准确可靠。方法是取黄豆大酮体粉一坨，放在白瓷器或白搪瓷上，加尿液数滴，使尿液浸过酮体粉，观测出现玫瑰紫色的时间，如半分钟内出现明显的玫瑰紫色为强阳性，1分钟内出现玫瑰紫色为阳性，2分钟内出现玫瑰紫色为弱阳性，2分钟以后才出现的玫瑰紫色就没有什么意义了。值得注意的是酮体粉中有些红色的小颗粒，这是亚硝基铁氰化钠，为酮体粉的有效成分，没有这些颗粒的酮体粉不能使用。测定时，这些红色小颗粒可能溶解而出现红色，这并不说明尿酮体阳性，只有玫瑰紫色变化才有价值。尿酮体也可以用尿酮体试纸来测定，方法简单易行，但与尿糖试纸一样也有准确性的问题值得注意。

285. 尿常规测定的意义如何?

无论在初诊还是在随诊时,医师经常给病人进行尿常规检查,尿常规检查对评价糖尿病病人的病情和控制好坏十分有用。一般而言,尿常规检查包括 8 ~ 10 项内容,其中与糖尿病密切相关的内容包括尿糖、尿酮体、尿蛋白及尿血细胞,有的人以为自己用尿糖试纸测过尿糖,就不必再测尿常规了,实际上并非如此。医师看尿常规结果时往往更注意尿蛋白或者尿酮体。正常人尿糖、尿酮体、尿蛋白及尿血细胞量都很少,一般方法测不出来,所以应该是阴性。尿糖与尿酮体前面已经谈到,这里主要谈谈尿蛋白及尿血细胞的意义。尿蛋白主要反映肾脏情况,糖尿病肾病主要的早期表现就是间断出现尿蛋白,以后就变成持续性蛋白尿。尿血细胞则包括白细胞及红细胞,这两种血细胞阳性常见于泌尿系感染。尿液检查发现尿蛋白阳性,病人年纪不太大,又无显著的高血糖及高血压,加上尿血细胞又不多,一般要多考虑糖尿病肾脏病变。如果尿蛋白虽阳性,但尿中白细胞和红细胞大量,则首先要考虑泌尿系感染的可能性,因为尿中血细胞多也会造成尿蛋白增多。所以,糖尿病病人最好每 3 个月查一次尿常规,如果这次尿常规检查有问题,下一次就诊时必须重复做尿常规。那种认为只要自己查尿糖或尿酮体就不必再查尿常规的看法,往往会贻误诊断和治疗。

286. 查尿微量白蛋白分泌率有什么意义?

尿微量白蛋白分泌率是目前反映糖尿病病人肾脏病变最好的指标。

正常人尿微量白蛋白含量很低，低于 20 微克/分钟。糖尿病肾病的最早临床表现就是尿液中持续出现白蛋白，开始时白蛋白的量很少，用一般方法测不出来，但用放射免疫等比较灵敏的方法则可发现，尿微量白蛋白已达到 20～200 微克/分钟，我们把这个阶段称为糖尿病早期肾病阶段。随着病情的进展，尿中白蛋白的量越来越多，最后超过 200 微克/分钟，这就是糖尿病的临床肾病阶段了。如果血肌酐也升高了，超过了 2 毫克/分升，就说明病人已经进入肾脏病变的最后阶段，即肾功能不全期。可见尿微量白蛋白在糖尿病肾病的诊断中非常重要。当然，尿微量白蛋白也受年龄、血糖控制水平、血压的高低以及泌尿系感染存在与否的影响，在分析尿微量白蛋白结果时必须予以考虑。为避免测定误差，一般要求连续测定三次，取平均值作为衡量糖尿病肾病状况的指标。有的医院测尿微量白蛋白的单位是微克/毫升或者是毫克/升，只是个浓度，这样测定不够精确，会受饮水和尿量的影响。北京协和医院等大医院现在常用尿白蛋白肌酐比（ACR）来衡量尿白蛋白水平，一次尿（而且不一定是晨尿）就行，大大减轻了病人的负担。也有人测定血或尿的 β2 微球蛋白作为糖尿病肾病的指标，但它们的特异性不如尿微量白蛋白。

287. 什么是监测糖尿病的五项达标?

2012 年，笔者总结了从医 44 年的经验与体会，提出了"三五防糖法"的预防与治疗糖尿病的理念。三五防糖法包括三个五：预防糖尿病的五个要点（多懂、少吃、勤动、放松、必要时服药）；治疗糖尿病的五驾马车（教育与心理治疗、饮食治疗、运动治疗、药物治疗和病情监测）；监测糖尿病的五项达标。实际上糖尿病达标内容绝不止五项，五项达标则是笔者认为最重要的五条，包括体重达标、血糖达标、血压达标、血脂达标和血黏达标。五项达标的具体数字如下：

体重达标

体质指数	中年 <24（超重）
	老年 <28（肥胖）
体重	不超过（身高 −100）为宜
腰围	男性 <2 尺 7（90 厘米）
	女性 <2 尺 4（80 厘米）

血糖达标

指标	毫摩尔/升（毫克/分升）
空腹血糖	< 7.0（126）
餐后 2 小时血糖	<10.0（180）
糖化血红蛋白（%）	<7.0

血压达标

年龄	<60 岁	≥60 岁
血压（毫米汞柱）	<130/80	<140/90

血脂达标

血脂	毫摩尔/升（毫克/分升）
甘油三酯（TG）	< 1.5（135）
胆固醇（TC）	< 4.5（180）
低密度脂蛋白胆固醇（LDL − C）	< 2.5（100）
高密度脂蛋白胆固醇（HDL − C）	> 1.1（44）

血黏达标

血黏度	全血黏度及血浆黏度不高
红细胞沉降率	不快
纤维蛋白原	不浓
红细胞	比容、变形性、聚集指数正常

糖尿病治疗的目的不是驾好五驾马车，实际上也不是实现五项达标，而是使糖尿病病人正常地生活，正常地工作，并享受基本正常的寿命。但是，达到这一目的的必由之路，正是实现五项达标。

288. 检查空腹血糖应什么时候抽血？

空腹血糖是一个能够最好地反映自身胰岛素分泌水平的指标，人体胰岛素储备降糖能力很强，若胰岛素分泌量在正常值的25%以上，空腹血糖基本上正常或仅有时稍微增高。胰岛素分泌能力不低于正常的4%时，空腹血糖不超过11.1毫摩尔/升（200毫克/分升）。如空腹血糖超过200毫克/分升，胰岛素分泌量已极少或没有。空腹血糖当然是空腹取血，但只有在禁食过夜后早餐前抽的血糖才能叫空腹血糖，有人把午餐及晚餐前空肚子时抽的血也叫做空腹血糖，这是不正确的，这些时候的血糖应称为餐前血糖。另外，空腹血糖必须早抽，抽得比平时打胰岛素或服口服降糖药的时间还晚，就难以反映平时真正空腹时的血糖水平了，而且还可能因为延迟打针或吃药而影响一天以至几天的血糖控制。所以，空腹血糖最好在早晨7点钟之前抽取，遗憾的是这么早抽血只能在住院时才能进行，门诊上很难做到，门诊抽血一般在 8 点之后，甚至在 9 点之后。所以，如果不是同时需要测定肝肾功能、血脂等非得空腹抽取的指标，看血糖控制的好坏还是监测饭后血糖为好。非测空腹血糖时，最好带上降糖药或胰岛素，一抽完血立即采取降糖措施，将抽空腹血糖所造成血糖波动的可能性降到最小。如果病人自己有血糖仪，那就可以自如地测定空腹血糖了。

289. 为什么要测定餐后 2 小时血糖？

餐后 2 小时血糖是一个监测血糖控制中非常有用的指标，有人说一个医生或一家医院如果从来不做餐后 2 小时血糖监测，那就说明这位医生或这家医院还缺乏对糖尿病监测方法的起码了解，这种说法是很有道理的。餐后 2 小时血糖的优点有三：首先是容易抓住可能存在的餐后高血糖值。不少 2 型糖尿病病人空腹血糖不高，而餐后血糖则很高，只查空腹血糖往往会自以为血糖控制良好而贻误病情。其次，餐后 2 小时血糖能较好地反映吃饭及服药是不是合适，这是空腹血糖所不能代替的。第三，餐后 2 小时血糖不影响正常服药和打针，也不影响正常进餐，所以不至于引起血糖波动。值得提醒的是以下两个问题：第一，测定餐后 2 小时血糖前必须和平时一样吃药或打针，吃饭的质与量也要和平时一样，否则就不能了解平时血糖控制得怎么样了。另外，餐后 2 小时血糖应该从进第一口餐开始计算，因为您吃上一口，胃肠道的消化吸收功能就已经开始，您就是三口并作一口吃，胃肠道也得一口一口地消化。有人从进餐中开始计算时间，也有人从吃完饭开始计算时间，这些计时方法都不正确，有可能影响测定结果。

290. 空腹血糖及餐后 2 小时血糖控制在什么水平比较理想？

这个问题必须从两方面考虑，一方面是控制好血糖；另一方面就是不能发生低血糖。一般来说，血糖控制得越低就越容易发生低血糖，血糖越高就越不容易出现低血糖。所以临床上并不要求把糖尿病病人的血糖控制在完全正常的水平，而一般只需要正常偏高就可以了。国际糖尿病联盟西太区血糖控制标准为：空腹血糖 3.9～6.1 毫摩尔/升（71～110 毫克/分升）为"好"，空腹血糖 3.9～7.8 毫摩尔/升（71～140 毫克/分升）为"可"；餐后 2 小时血糖 3.9～7.8 毫摩尔/升（71～140 毫克/分升）为"好"，餐后 2 小时血糖 3.9～10.0 毫摩尔/升（71～180 毫克/分升）为可；对年纪较大的病人，比如 60 岁以上者，"可"就算达标，"好"当然更佳。对年长者来说，低血糖的危险性比短暂的高血糖更严重。之所以定这样的指标，也不是哪个人自己的主意，因为血糖控制在这种范围内，发生低血糖的机会较少，而且长期观察结果表明，血糖如能持续保持在这个水平上的话，病人发生糖尿病急性并发症及慢性并发症的可能性也就明显降低，比较轻微的慢性并发症还有逆转的可能。

291. 为什么有时候餐后 2 小时血糖比空腹血糖还低？

有的人发现自己餐后 2 小时血糖比空腹血糖还低，觉得不可理解，他们认为吃饭等于增加了一个糖负荷，饭后血糖应该比空腹时高，怎么反而会下降呢？资料表明，正常人平均餐后2小时血糖比平均空腹血糖高2.0毫摩尔/升（36毫克/分升）。那么为什么有时餐后2小时血糖反而低于空腹血糖呢？实际上是这么回事，有的人在餐前吃过口服降糖药或打过胰岛素，所谓饭后，实际上也是服药或打针后，服药后血糖比服药前低，有什么不可理解的呢？可是也有人餐前没有吃药，餐后血糖也下降了，这又怎样解释呢？这可能是由于病人的胰岛素分泌能力不是太差，餐后由于血糖升高的刺激，更多的胰岛素分泌出来，使血糖降低了。当然也有的时候是由于血糖测定不准造成的，那就另当别论了。

292. 糖尿病病人能自测血糖吗？

与测定尿糖一样，病人也能自测血糖。病人自测血糖的好处很多，首先是血糖查得及时，什么时候想查就什么时候查，可查空腹，也能查三餐后和睡前血糖，如果有类似低血糖的症状，也能及时地测测血糖，以便立即加以处理。其次是方便，病人不用去医院，也不用排队等候，就能及时查上血糖，也不会影响正常的吃药和吃饭。常用的血糖自测装置叫做血糖仪。血糖仪使用起来十分简单，只用一滴耳血或指血，就可以测定出血糖了。过去有些血糖仪测定前需要将血滴擦去，现在市面上销售的像个傻瓜相机，不需要擦血，只要滴上血等不到1分钟就可以得到结果了。还有的装置可单用血糖试纸进行肉眼比色测定血糖的，价格更便宜，但准确性欠佳。血糖仪和血糖试纸测定出来的是毛细血管血糖，其测定值可能与静脉血糖稍有差别。所以，最好不要用血糖仪测定出来的血糖代替静脉血糖作为糖尿病诊断的依据，但用作血糖监测的指标，血糖仪或血糖试纸的准确性已经足够了。

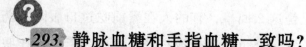

293. 静脉血糖和手指血糖一致吗？

现在不少糖尿病病人有血糖仪，他们最关心的问题之一就是血糖仪测定的血糖是否和静脉一致。理论上讲，二者是同时测定的，应该一致，但实际上并非如此。一般来说，空腹时毛细血管血糖与静脉血糖相差不多，餐后2小时内毛细血管血糖应该略高于静脉血糖。这是因为静脉血糖采血于静脉，手指血糖是从指尖毛细血管中采的血。大家知道，血是从毛细血管流到静脉的，在到达静脉之前，身体利用了一部分葡萄糖，结果就使静脉血糖比手指血糖低了，特别是餐后2小时之内更是如此。但是从另一个角度来说，静脉血用的是血浆或者血清，不包括血细胞，而手指血用的是全血，包括血细胞和血浆，而血细胞中糖分比血浆或者血清低，这又使手指血糖低于静脉血糖。所以总的看来，如果二者都测得准确，静脉血糖和手指血糖应该一致。

294. 为什么要定期检测糖化血红蛋白？

如前所述，糖化血红蛋白是红细胞中血红蛋白与糖类结合的产物，糖化血红蛋白生成多少与血糖的高低密切相关，而且糖化血红蛋白要比血糖稳定得多，所以糖化血红蛋白能反映这次抽血前两个月血糖的平均水平，是反映较长一段时间血糖控制好坏的良好指标。对于病情不稳定的 1 型糖尿病病人来说，血糖波动可能很大，一次血糖测定往往难以反映血糖控制的全貌，糖化血红蛋白测定的价值更大。现在多数医院已不再测糖化血红蛋白总量 HbA1，而测 HbA1c。HbA1c 的水平大约为 HbA1 的 85%。多数人主张年轻糖尿病病人的 HbA1c 应控制在 4.0% ~ 6.5%，年长的糖尿病病人的 HbA1c 控制在 4.0% ~ 7.0% 即可。糖化血红蛋白太高说明血糖控制不好，太低则应该小心低血糖症的发生。如果糖化血红蛋白超过 8%，就说明前 6 ~ 8 周的血糖控制不太满意，需要改进糖尿病的治疗，如超过 11% 就需要赶快调整药物了。

295. 为什么要定期检测肝功能？

肝脏是糖、脂肪和蛋白质代谢最重要的场所，也是胰岛素作用和胰岛素分解代谢的主要部位，所以肝脏功能与糖、脂肪和蛋白质代谢关系密切。从另外一个方面来看，糖尿病也很容易造成脂肪代谢紊乱和脂肪肝，影响肝脏功能，造成肝脏肿大，肝功能异常，甚至导致肝硬化。可见肝功能和糖尿病之间是互相影响的。除此之外，肝脏的功能状况也是我们选择糖尿病治疗手段的重要依据，所有的药物都需要肝脏解毒，肾脏排出。有些药物，如降糖灵，就不适合于肝脏功能很不好的糖尿病病人服用，否则可能会加重肝脏负担，使肝功能进一步下降，还可能引起致命的乳酸性酸中毒。所以，在糖尿病的治疗过程中要定期检测肝功能，原来肝功能正常的病人平均每半年到 1 年应测 1 次，内容包括谷丙转氨酶（ALT）、谷草转氨酶（AST）、胆红素和白蛋白/球蛋白比例等等。如果开始时肝功能就不正常，或者近来血糖控制很不理想，那么还要增加肝功能测定的次数。

296. 为什么要定期检测肾功能？

肾脏也是体内糖类及胰岛素代谢的重要场所，在糖及胰岛素代谢中的地位仅次于肝脏。与肝脏一样，糖尿病对肾脏的影响十分明显，而肾脏功能的好坏是决定糖尿病治疗方法的主要依据。从糖尿病发生之始，就开始损害肾脏功能，可以说我们只能延缓糖尿病肾病的进展，而无法阻止糖尿病肾病的发生。肾脏功能明显降低的病人，胰岛素代谢速度减慢，发挥作用的时间延长，因此有糖尿病肾病的病人发生低血糖的机会增加。而且，肾脏功能损害后，各种药物的代谢率和排出速度都降低，这些药物就容易在体内积存起来，进一步增加肾脏的负担，并使药物的副作用增大，由于药物积累引起低血糖的机会也就增多。肾脏功能检查的内容主要包括尿常规、尿蛋白（特别是尿微量白蛋白）、血尿素氮、血肌酐和肌酐清除率等等。在这里尿蛋白及血肌酐的意义重大，尿里持续出现白蛋白时，病人最好使用胰岛素治疗，即使不能使用胰岛素，也应选用那些不影响肾脏功能的口服降糖药。糖尿病病人进行肾功能检查的次数和频率与肝功能检测一样。

297. 为什么要定期进行眼科检查？

前面已经提及，糖尿病对眼睛的影响极大。糖尿病眼病种类很多，对视力影响最大的就是糖尿病性眼底病变，或者说视网膜病变。值得警惕的是在糖尿病视网膜病变早期，病人的视力可完全不受影响，病人自觉视力挺好，不相信已经发生了眼底病变，而到了眼底病变晚期，治疗起来又十分棘手，疗效也不理想。2 型糖尿病发病比较隐蔽，从发病到做出诊断往往已经过多年，此时很可能已有不同程度的眼底病变，不过是病人本人不知道罢了。所以，对刚刚做出诊断的糖尿病病人，必须要求他们进行一次眼底检查，以了解视网膜的受损程度，并留下一个初始眼底的情况，以作为将来的对照资料。如果眼底检查情况比较好，以后每年应复查一次。如眼底病变已发展到 Ⅱ ~ Ⅲ 期，则应该每半年查一次眼底，眼底病变已达到 Ⅲ 期以上者，更要增加检查的次数，如每 3 个月检查一次，必要时进行激光治疗。

298. 糖尿病病人还应该定期做哪些检查？

糖尿病影响的器官和部位很多，所以除了前面所谈到的检查外，病人还应定期测量体重和血压，了解这方面的变化。应做心电图或者超声心动图，以了解心脏情况。应测定血尿酸，以了解尿酸水平，排除痛风的可能。应测定血液黏稠度。必要时还需要做颅脑 CT 或者磁共振（MRI）等检查，以了解病人发生脑血栓、腔隙性脑梗死的危险性。为了避免糖尿病性皮肤病变和糖尿病脚发生的可能性，还要注意检查病人的皮肤，特别要注意病人的脚上有没有脚癣（俗称脚气）和灰指（趾）甲等皮肤真菌感染，足背动脉搏动有没有减弱，有没有脚部皮肤变紫或苍白，有没有皮肤感染或溃疡等，以及早发现和诊治糖尿病脚，避免下肢坏死或被迫截肢等严重后果的发生。

299. 如何做好糖尿病的病情观测记录?

有人说:"糖尿病病人的第一个医生就是他自己",这种说法十分正确。糖尿病医生再高明,检测手段再先进,治疗方法再好,也没有糖尿病病人自己对病情了解,没有他们的充分合作,想控制好糖尿病是根本不可能的,所以糖尿病病人必须亲自参加糖尿病的管理和治疗。做好糖尿病病情观测记录,就是糖尿病病人自我管理的重要措施,它能够详细、真实、准确地反映出病人在日常生活中的病情变化。病情观测记录的内容至少应包括日期、进食量及饮食分配情况、四次尿或四段尿糖、24 小时尿量及尿糖浓度、尿酮体水平、空腹和餐后 2 小时血糖水平、糖化血红蛋白水平、尿素氮或肌酐测定结果、口服药或者胰岛素使用情况、备注等。备注十分重要,在这里需要将特殊食品食用情况、生病、劳累、情绪波动、月经情况、有无低血糖症发生等等记录在案,看病时提供给医师,作为调整饮食、运动,特别是调整药物的依据。病人本人也可以根据病情观测记录分析自己的病情变化,总结出有益于自己病情控制的经验,以更好地控制糖尿病,延缓或避免糖尿病急、慢性并发症的发生和发展。

300. 为什么要求糖尿病病人随身携带"糖尿病病人卡片"?

病人病情变化多端,即使控制得再好,也不能说绝无发生糖尿病急性并发症或慢性并发症急性发作的可能性，如糖尿病性低血糖、糖尿病酮症酸中毒、糖尿病脑血管意外和心绞痛或心肌梗死等，而对这些病变来说，是否抢救及时、正确是至关重要的。所以，病人应随身携带一张糖尿病病人卡片，说明自己的姓名、年龄、所在单位及电话号码、家庭住址和电话、联系人姓名、所患疾病、就诊医院和病历号、所使用药物或胰岛素，使病人能最快地被送到就诊的医院，医师能最快地了解病人的病情和可能发生急症情况的原因，迅速做出诊断并采取最恰当的急救措施，使病人得到及时的救治。病人卡片可作如下说明："我是糖尿病病人，如果发现我行为怪异或者昏迷不醒，可能是发生了低血糖，请尽快将我衣袋中的糖果放在我口中，并按卡片上所述的地址和电话与联系人联系，同时尽快送我到医院紧急抢救，谢谢！"这张卡片往往能为病人争得宝贵的抢救时间，使急症情况所造成的损失降至最低程度。

附　　录

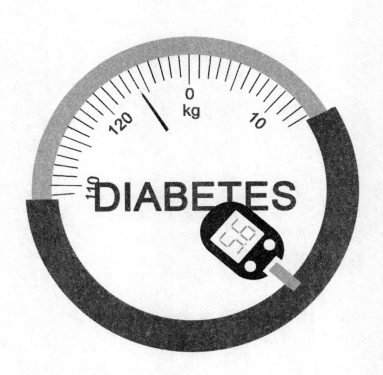

附录 I　北京协和医院主要临床化验正常值

项目	英文代号	旧制单位	换算系数	国际单位
空腹血糖	FBS	65～109 毫克/分升	0.056	3.6～6.1 毫摩尔/升
餐后 2 小时血糖	PBS	65～139 毫克/分升	0.056	3.6～7.7 毫摩尔/升
甘油三酯	TG	40～150 毫克/分升	0.011	0.45～1.69 毫摩尔/升
总胆固醇	TC	110～220 毫克/分升	0.026	2.85～5.69 毫摩尔/升
高密度脂蛋白胆固醇	HDL－C	36～70 毫克/分升	0.026	0.93～1.81 毫摩尔/升
低密度脂蛋白胆固醇	LDL－C	80～140 毫克/分升	0.026	2.07～3.62 毫摩尔/升
载脂蛋白 A1	ApoA1	100～160 毫克/分升	0.01	1.0～1.6 克/升
载脂蛋白 B	ApoB	60～100 毫克/分升	0.01	0.6～1.0 克/升
谷氨酸转氨酶	ALT	<40 单位/升	1	<40 单位/升
门冬氨酸转氨酶	AST	<37 单位/升	1	<37 单位/升
γ-谷氨酰转肽酶	GGT	10～50 单位/升	1	10～50 单位/升
总蛋白	TP	6.0～8.5 克/分升	10	60～85 克/升
白蛋白	ALB	3.5～5.1 克/升	10	35～51 克/升
球蛋白	G	2～3 克/升	10	20～30 克/升
白/球比	A/G	1.5～2.5	1	1.5～2.5
总接胆红素	TBIL	0.3～1.3 毫克/分升	17	5.13～22.24 微摩尔/升
直接胆红素	DBIL	0.1～0.5 毫克/分升	17	1.70～8.55 微摩尔/升
肌酐	CR	0.6～1.5 毫克/分升	88.4	53～133 微摩尔/升
血尿素氮	BUN	3～20 毫克/分升	0.357	1.1～7.1 毫摩尔/升
血尿酸	UA	2.4～6.8 毫克/分升	59.5	142.6～403.9 微摩尔/升
血胰岛素	Ins	（空腹）6～23 微单位/毫升	1	6～23 微单位/毫升
血 C-肽	C－P	（空腹）1.5～5.5 微克/毫升	0.33	0.5～1.8 纳摩尔/毫升
尿糖	Glu	阴性		阴性

项目	英文代号	旧制单位	换算系数	国际单位
尿蛋白	Pro	阴性		阴性
尿酮体	Ket	阴性		阴性
尿红细胞	Ery	阴性		阴性
尿白细胞	Leu	阴性		阴性

附录Ⅱ 糖尿病控制指标

指标	单位	理想	良好	差
空腹血糖	毫克/分升	<108	109~126	>126
	毫摩尔/升	<6.1	6.1~7.0	>7.0
餐后2小时血糖	毫克/分升	<140	140~180	>180
	毫摩尔/升	<7.8	7.8~10.0	>10.0
糖化血红蛋白	%	<6.5	6.5~7.0	>7.0
尿糖	毫克/分升	0	0~50	>50
甘油三酯	毫克/分升	<136	136~200	>200
	毫摩尔/升	<1.5	1.5~2.2	>2.2
总胆固醇	毫克/分升	<180	180~250	>250
	毫摩尔/升	<4.5	4.5~6.5	>6.5
高密度脂蛋白胆固醇	毫克/分升	男>40	35~40	<35
	毫摩尔/升	>1.03	0.9~1.03	<0.9
	毫克/分升	女>50	38~50	<38
	毫摩尔/升	>1.29	1.00~1.29	<1.00
血压	毫米汞柱	<130/80	130/80~140/90	>140/90
体质指数	千克/米²	20~24	24~28	>28

附录Ⅲ　各种食品的营养成分

品名 （100 克）	热量 （千卡）	糖类 （克）	蛋白质 （克）	脂肪 （克）	胆固醇 （毫克）	膳食纤维 （克）
大米	351	76.8	8.8	1.0	0	0.4
糯米	348	77.5	7.3	1.0	0	0.8
面粉	344	71.5	11.2	1.5	0	2.1
玉米	335	66.6	8.7	3.8	0	6.4
高粱	351	70.4	10.4	3.1	0	4.3
小米	358	73.5	9.0	3.1	0	1.6
荞麦	324	66.5	9.3	2.3	0	6.5
苦荞	304	60.2	9.7	2.7	0	5.8
燕麦片	367	61.6	15.0	6.7	0	5.3
莜麦	385	67.8	12.2	7.2	0	6.0
麸皮	220	30.1	15.8	4.0	0	31.3
薏米	357	69.1	12.8	3.3	0	2.0
红豆	309	55.7	20.2	0.6	0	7.7
芸豆	314	54.2	21.4	1.3	0	8.3
绿豆	316	55.6	21.6	0.8	0	6.4
黄豆	359	18.6	35.1	16.0	0	15.5
蚕豆	104	16.4	8.8	0.4	0	3.1
豌豆	105	18.2	7.4	0.3	0	3.0
扁豆	37	6.1	2.7	0.2	0	2.1
毛豆	123	6.5	13.1	5.0	0	4.0
豆浆粉	422	64.6	19.7	9.4	0	2.2
南豆腐	57	2.4	6.2	2.5	0	0.2

品名 （100 克）	热量 （千卡）	糖类 （克）	蛋白质 （克）	脂肪 （克）	胆固醇 （毫克）	膳食纤维 （克）
北豆腐	98	1.5	12.2	4.8	0	0.5
豆腐干	140	10.7	16.2	3.6	0	0.8
油豆腐	244	4.3	17.0	17.6	0	0.6
腐竹	459	21.3	44.6	21.7	0	1.0
粉条	337	83.6	0.5	0.1	0	0.6
土豆	76	16.5	2.0	0.2	0	0.7
白薯	99	23.1	1.1	0.2	0	1.6
芋头	79	17.1	2.2	0.2	0	1.0
藕	70	15.2	1.9	0.2	0	1.2
荸荠	59	13.1	1.2	0.2	0	1.1
慈菇	94	18.5	4.6	0.2	0	1.4
竹笋	19	1.8	2.6	0.2	0	1.8
茭白	23	4.0	1.2	0.2	0	1.9
胡萝卜	37	7.7	1.0	0.2	0	1.1
白萝卜	20	4.0	0.9	0.1	0	1.0
心里美	21	4.1	0.8	0.2	0	0.8
甜菜头	75	17.6	1.0	0.1	0	5.9
小白菜	15	1.6	1.5	0.3	0	1.1
圆白菜	22	3.6	1.5	0.2	0	1.0
菠菜	24	2.8	2.6	0.3	0	1.7
油菜	23	2.7	1.8	0.5	0	1.1
生菜	13	1.3	1.3	0.3	0	0.7

品名 （100 克）	热量 （千卡）	糖类 （克）	蛋白质 （克）	脂肪 （克）	胆固醇 （毫克）	膳食纤维 （克）
莴笋	14	2.2	1.0	0.1	0	0.6
洋葱	39	8.1	1.1	0.2	0	0.9
大葱	30	5.2	1.7	0.3	0	1.3
蒜	126	26.5	4.5	0.2	0	1.1
蒜苔	37	6.2	2.1	0.4	0	1.8
韭菜	26	3.2	2.4	0.4	0	1.4
芹菜	31	3.7	2.6	0.6	0	2.2
西红柿	19	3.5	0.9	0.2	0	0.5
茄子	21	3.6	1.1	0.2	0	1.3
辣椒	23	3.7	1.4	0.3	0	2.1
黄瓜	15	2.4	0.8	0.2	0	0.5
冬瓜	11	1.9	0.4	0.2	0	0.7
西葫芦	18	3.2	0.8	0.2	0	0.6
菜瓜	18	3.5	0.6	0.2	0	0.4
南瓜	22	4.5	0.7	0.1	0	0.8
海带	77	17.3	1.8	0.1	0	6.1
紫菜	207	22.5	26.7	1.1	0	21.6
琼脂	311	76.2	1.1	0.2	0	0.1
鲜蘑菇	20	2.0	2.7	0.1	0	2.1
干冬菇	212	32.3	17.8	1.3	0	32.3
干香菇	211	30.1	20.0	1.2	0	31.6
黑木耳	205	35.7	12.1	1.5	0	29.9

品名 （100克）	热量 （千卡）	糖类 （克）	蛋白质 （克）	脂肪 （克）	胆固醇 （毫克）	膳食纤维 （克）
国光苹果	54	12.5	0.3	0.3	0	0.8
富士苹果	45	9.6	0.7	0.4	0	2.1
鸭梨	43	10.0	0.2	0.2	0	1.1
橘子	43	9.7	0.6	0.2	0	0.6
橙子	47	10.5	0.8	0.2	0	0.6
柚子	41	9.1	0.8	0.2	0	0.4
桃	46	10.5	0.9	0.1	0	0.8
杏	36	7.8	0.9	0.1	0	1.3
李子	36	7.8	0.7	0.2	0	0.9
荔枝	70	16.1	0.9	0.2	0	0.5
香蕉	91	20.8	1.4	0.2	0	1.2
菠萝	41	9.5	0.5	0.1	0	1.3
红葡萄	37	8.5	0.4	0.2	0	2.2
白葡萄	40	8.7	0.5	0.4	0	0.4
枇杷	39	8.5	0.8	0.2	0	0.8
草莓	30	6.0	1.0	0.2	0	1.1
猕猴桃	56	11.9	0.8	0.6	0	2.6
西瓜	34	7.9	0.5	0.0	0	0.2
香瓜	26	5.8	0.4	0.1	0	0.4
山楂	95	22.0	0.5	0.6	0	3.1
柿子	71	17.1	0.4	0.1	0	1.4
鲜枣	122	28.6	1.1	0.3	0	1.9

品名 （100 克）	热量 （千卡）	糖类 （克）	蛋白质 （克）	脂肪 （克）	胆固醇 （毫克）	膳食纤维 （克）
干枣	264	61.6	3.2	0.5	0	6.2
干桂圆	273	62.8	5.0	0.2	0	2.0
花生仁	581	21.2	24.1	44.4	0	4.3
葵瓜子	616	12.5	22.6	52.8	0	4.8
西瓜子	573	9.7	32.7	44.8	0	4.5
南瓜子	574	3.8	36.0	46.1	0	4.1
鲜栗子	185	40.5	4.2	0.7	0	1.7
干核桃	627	9.6	14.9	58.8	0	9.5
松子	619	9.0	14.1	58.5	0	12.4
榛子	594	4.9	30.5	50.3	0	8.2
猪肉	331	0.0	14.6	30.8	79	0.0
猪里脊	155	0.7	20.2	7.9	79	0.0
猪脑	131	0.0	10.8	9.8	2571	0.0
猪舌	233	1.7	15.7	18.1	158	0.0
猪心	119	1.1	16.6	5.3	151	0.0
猪肝	129	5.0	19.3	3.5	288	0.0
猪腰子	96	1.4	15.4	3.2	354	0.0
猪小排	278	0.7	16.7	23.1	146	0.0
猪血	55	0.9	12.2	0.3	51	0.0
牛五花肉	123	0.0	18.6	5.4	84	0.0
牛后腿肉	98	0.1	19.8	2.0	84	0.0
牛舌	196	2.0	17.0	13.3	92	0.0

品名 （100克）	热量 （千卡）	糖类 （克）	蛋白质 （克）	脂肪 （克）	胆固醇 （毫克）	膳食纤维 （克）
牛肚	72	0.0	14.5	1.6	104	0.0
肥羊肉	198	0.0	19.0	14.1	92	0.0
瘦羊肉	118	0.2	20.5	3.9	60	0.0
羊肚	87	1.8	12.2	3.4	124	0.0
鸡肉	167	1.3	19.3	9.4	106	0.0
鸭肉	424	3.9	9.3	41.3	96	0.0
牛奶	54	3.4	3.0	3.2	15	0.0
酸奶	72	9.3	2.5	2.7	15	0.0
奶粉	478	51.7	20.1	21.2	110	0.0
红鸡蛋	156	1.3	12.8	11.1	585	0.0
白鸡蛋	138	1.5	12.7	9.0	585	0.0
鸡蛋白	60	3.1	11.6	0.1	0	0.0
鸡蛋黄	328	3.4	15.2	28.2	1510	0.0
鸭蛋	190	6.3	12.7	12.7	647	0.0
松花蛋	171	4.5	14.2	10.7	608	0.0
草鱼	112	0.0	16.6	5.2	86	0.0
青鱼	116	0.2	20.1	4.2	108	0.0
鲢鱼	102	0.0	17.8	3.6	99	0.0
鲫鱼	108	3.8	17.1	2.7	130	0.0
鲤鱼	109	0.5	17.6	4.1	84	0.0
带鱼	127	3.1	17.7	4.9	76	0.0
小黄鱼	99	0.1	17.9	3.0	74	0.0

品名 （100 克）	热量 （千卡）	糖类 （克）	蛋白质 （克）	脂肪 （克）	胆固醇 （毫克）	膳食纤维 （克）
蚌肉	71	0.8	15.0	0.9	148	0.0
水浸鲜贝	77	2.5	15.7	0.5	116	0.0
海参	24	0.0	6.0	0.1	0	0.0
鱿鱼	75	0.0	18.3	0.8	0	0.0
对虾	84	1.6	18.3	0.5	183	0.0
虾皮	153	2.5	30.7	2.2	428	0.0
河蟹	103	2.3	17.5	2.6	267	0.0
猪油	897	0.2	0.0	99.6	93	0.0
牛油	898	0.1	0.0	99.7	135	0.0
羊油	895	0.9	0.0	99.0	107	0.0
豆油	899	0.0	0.0	99.9	0	0.0
色拉油	898	0.0	0.0	99.8	0	0.0
芝麻油	898	0.2	0.0	99.7	0	0.0
芝麻酱	618	16.8	19.2	52.7	0	5.9